うつの常識、じつは非常識

井原　裕

ディスカヴァー
携書
170

まえがき

本書は、都市に生きる人のこころの健康を論じます。ここでいう**都市とは、東京をその典型として、しかし、北海道から沖縄までの日本全体**が対象です。

都市の産業構造は圧倒的に第三次産業優位です。それは知的価値に関わるクリエイティブな仕事ですが、反面、時間に追われる、正確さが求められる、人の感情に配慮しなければならないなどの特徴を持ちます。ここに都市特有のストレスがあります。

今では、最北の稚内市も、最南端の石垣市も、第三次産業従事者は6割を超えました。**日本人のほとんどが都市型のライフスタイルを送り、都市型のストレスにさらされている**といえるでしょう。

うつに関しては、巷間ささやかれている常識のなかに極論も混ざっています。抗うつ薬の効果、激励禁忌（「励ましてはいけない」）の神話、長期療養の問題などです。それらのなかには、**学界ですでに否定されたもの、時代的な使命を終えたもの、一部の患者にしか妥当しないもの**などがあり、その点について論じます。

なお、本書にはうつや抗うつ薬等についての一般論が記されていますが、それらの記載は特定の患者さんの特定の症状に対する特定の薬剤の効果・副作用について述べたものではありません。したがって、本書の著者および出版社は、本書に記載された情報を利用あるいは誤用したことが原因で何らかの健康被害が生じたとしても、その責任を負うものではありません。

薬剤を用いた治療を変更・中止・開始しようとするときは、医師の指導を受けてください。

著者自身は現役の臨床医ですので、著者の診察を希望されます節は、現勤務先にてお引き受けさせていただきます。詳しくは著者の所属医療機関にお問い合わせください。

序章
「都市型うつ」は時代の病

1週間の診療が終わり、都心で開かれた研究会もお開きとなった後、私たちはネオンの街に出ました。

午後9時、土曜の夜、居酒屋の喧騒。そう、それはまさに“It's nine o'clock on a Saturday…”と**ビリー・ジョエルが名曲「ピアノマン」で歌った通りの風景**です。ピアノの弾き語りをするビリーのところに、グラスをもった老人が近づいてくる。そして、「おい、兄ちゃん。俺の若いころの思い出の曲を弾いてくれよ」、そう言うところからこの曲は始まります。

そこには、バーテンダーのジョン、小説家のポール、海軍のディヴィ、政治学専攻のアルバイトの女子学生、ビリー・ジョエルはそういったニューヨーカーの群像を、いきいきとしたタッチで描き出していきます。都会人の孤独と野心を短い言葉で活写する彼の手法は、まさにニューヨークの吟遊詩人らしい優れたスナップショットといえます。

私は都市近郊で診療を行っている精神科医です。私ども**都市型の精神科医の日常**は、ビリー・ジョエルの曲が実にマッチします。私どもは、日々、ビリーがピアノを弾きながらニューヨーカーたちを見つめたのと同じ視点で、都市の人々の人生を見つめています。

この日の居酒屋でも同じです。白衣を脱いでも私は精神科医。隣席の勤め人らしい２人連れが語り始めると、職業柄どうしても精神科医モードになってきます。

「どうした、元気ないな。最近、疲れているみたいだな？」

「ああ、見ての通りさ。納期が厳しいんだ。毎日のように終電だよ。疲れて疲れ果てているよ。こういうのを『**うつ病**』っていうのかなあ」

ビリー・ジョエルの世界にしては、少し情けない会話でした。どうやら、２人ともＩＴ系の企業に勤める人たち。学生時代の友人で、それぞれ別の会社に勤めているようです。**差し迫る納期、厳しい上司、うるさい顧客……**、ビジネスパーソンなら誰しもが日々直面しているストレスの源泉です。

仕事にはストレスが満ちている。ストレスのない仕事はない。仕事をする以上、ストレスから逃れることはできません。それは、初めからわかっていたはずなのです。２人の会話は続きます。

「まさか、『うつ病』ってこたあないだろう。時間との戦いはきついな。でも、納期までに出せば、あとは少し余裕が出てくるだろう。年休でも取って、ゴルフしたり、温泉につかったりすれば、また元気が戻ってくるぞ」

「ところが、そんな簡単なものじゃないんだ。一日中ぼんやりしてミスばかりだ。休日にゴルフだ、温泉だなんて、そんなのとても無理だよ。日曜日は気絶したように寝ている。しかも、いくら寝ても疲れは残る。何でお前は、そんなに元気なんだい？」

「俺は、オン・オフをはっきりつけるようにしている。ジムに週2、3回通っている」

「無理だ、俺には。そんな元気ないよ。夜は、とにかく酒飲んで死んだように寝る。そして、朝は、駅の売店で栄養ドリンク飲んで誤魔化している。それだけだ」


こうして、2人の話はまだまだ続くようでした。都会の居酒屋のどこにでもあるサラリーマンどうしの会話です。ある意味で平凡な都会の風景といえるでしょう。

でも、それを聞いて、私は精神科医の血が騒ぎ始めました。

「ちょっと待って。あなたの場合、差し迫る納期、厳しい上司、うるさい顧客……、そういったストレスだけが問題ではなさそうですよ。それらと無関係ではないにしても、**スト**

レスがきっかけで生活習慣が崩れて、その結果、心身ともにますますストレスに弱い状態になってしまったようですね。**生活習慣に改善の余地**があります。それもほんのちょっとでいいのです。少し気をつけさえすれば、疲れだって解消できるし、うつだって吹き飛びます。また、もとの溌剌とした日々を取り戻せますよ」

そう言いたくてたまりませんでした。が、同僚たちの会話に巻き込まれて、そのうち、2人のサラリーマンのことは意識から離れていきました。

このIT系の社員が内科を訪れれば、**慢性疲労症候群**、**自律神経失調症**、**睡眠障害**などさまざまな病名がつけられていたかもしれません。精神科医を訪れれば、第一に**うつ病**、そうでなければ**身体表現性障害**、**双極性障害Ⅱ型**など、いろいろに診断されることでしょう。

しかし、医学のこざかしい診断談義を離れて、少し冷静に考えてみれば、このIT系の社員の状態は、うつ以前に**心身の疲弊**が甚だしいのが問題であるように思います。病名は、医者によってまちまちでしょう。でも「こころの問題」に収斂させる前に、生活習慣に介入しなければ本質的な問題の解決にはならないのではないでしょうか。

ところが、現代医学というものは、この心身の疲弊という、病気以前の症状、ある程度生理的な現象に関して、なかなか上手に対応できませんでした。内科医なら採血し、胸部レントゲン写真を撮って、心電図を調べて、そこで何か異常が見つかれば、それに対する対応をする。見つからなければ、「ストレスでしょう。心療内科、精神科に行ってみてはどうでしょうか？」と言う。そんなわけで、なんとなくはっきりしないまま精神科医が診ることになってしまいます。

でも、多くの患者さんは、内科で診てもらって、はっきりした返事をもらえないまま、うやむやにして帰宅を勧められるだけでしょう。そうして、すごすごと家に帰って、翌日からは、これまでと同じ、疲れ切った日々が続くのです。

今、かつてないほど人々は精神科医療を求めています。一昔前には考えられなかったほど、私ども精神科医の出番は増えています。人々は、現代社会の過酷なストレスにさらされ、疲れ、傷つき、打ちひしがれて、私ども精神科医のもとを訪れてきます。

ひとつには、医療界全体をあげて、早期発見、早期治療の掛け声が唱えられ、街角のクリニックがその窓口役を担うような時代の空気もあるでしょう。日本の医療制度が世界に誇るのが、「国民皆保険」と「フリーアクセス」。すべての国民がいずれかの医療保険に加入しており、かつ、何人も自分の判断で自由に医療機関を選択できます。信頼できる医師に健康に関して気軽に相談できるのは、この世界一の医療大国、日本に生まれた人の特権です。事実、2013年には、ついに男女とも平均寿命が80歳を超えました。これが日本の高度な医療水準なしには、なしえなかったことは、疑いようもありません。

精神科についての人々の見方も変わりました。都会では、どこの駅のプラットホームに立っても、メンタルクリニックの看板が目に入ります。駅前のビルには、英会話学校や進学塾と並んで、メンタルクリニックも入るようになりました。

ただ、これまで敬遠されがちだった精神科に、たくさんの人が訪れる理由は、他の診療科の医療事情とは少々異なるようです。

白衣を着た私の前に坐る人は、口々に**うつ、不眠、不安**を訴えます。そんなメンタルの不調を訴える人に**共通するのは心身の疲弊**であり、その背景には例外なく**生活習慣の問題**が隠れています。

生活習慣の問題といっても、それは喫煙でもなければ、食事でもありません。むしろ、それは、「眠り」です。端的にいって「寝不足」、**睡眠の絶対的な量が不足している**のです。冒頭のＩＴ系の疲れ切ったサラリーマンが特別なわけではありません。都会で働く多くの人が、おおむね似たような環境の下にあるといってもいいでしょう。

都会はいまや24時間社会です。夜中の首都高速道路を車で走ってみましょう。どこを走ろうと、東京の街はまるで繁栄の象徴のように光り輝き、夜空は薄明に照らされ、喧騒と混沌が続きます。都市は、人々をけっして眠らせはしません。都市に生きるとは、すなわち、不夜城のような安らぎのない世界に生きるということなのです。

しかし、忘れてはいけません。都市は確かに眠らない街と化したけれど、そこに住む人々も環境の変化とともに、眠らない新型人類に進化したわけではありません。私たちは、依然としてホモ・サピエンス、動物学上は、霊長類真猿亜目ヒト科の動物です。３５０万年前に直立歩行を始めたころと変わらない**昼行性の動物**です。日の出とともに起きて、活動し、日が沈めば眠る、そういった昼行性の動物として、ヒトは進化してきました。

19世紀の後半に、トーマス・エジソンが白熱電球を発明し、以来、人々は暗闇にも光をともすことができるようになりました。でも、だからといってヒトの身体までが、白熱電球とともに急速に進化を遂げることはできません。私たちは、けっして、**24時間対応型の新型身体を身にまとえるようになったわけではない**のです。

それなのに、私たち日本人には愚かな**「不眠不休信仰」**があります。高度経済成長期に「モーレツ」という言葉がはやりました。自らの健康も、家庭の幸福も顧みずに、会社のために、ただひたすら猛然と働く企業戦士たち。こういった粉骨砕身の猛然たる仕事ぶりこそ、日本のサラリーマンのあるべき姿とされてきました。

IT化、国際化などの時代の波は、この傾向をさらに強めました。時差のある海外と深夜にメールのやり取りをすることが当たり前になってしまいました。こうして、**「できる人間は眠らない」かのごとき短時間睡眠信仰**ができあがってしまいました。

でも、短時間睡眠信仰には何の根拠もありません。このかぎりなく妄想に近い勘違いが、都会のビジネスパーソンの間に蔓延してしまいました。同じ頃、都会にうつ症状を訴える人が増え始めました。当然です。不眠不休で動き続ける怪物になろうとしてみても、ヒトの身体は怪物になりきれるものではありません。

私どものＤＮＡには、昼行性動物の遺伝子が組み込まれています。一定の睡眠を得て初めて健康を維持できるような、体の仕組みができあがっています。そういう自然の理を無視すれば、倦怠感、頭痛、突然の不安、容易には治らない抑うつ、そんな悲惨な結果が待ち受けているのです。

私は、**都市生活がもたらしたうつ**を便宜的に**「都市型うつ」**と呼んでいます。その本質は**心身の疲弊**であり、それをもたらしたのは**睡眠の不足**です。ヒトの心身は、十分な睡眠をとらなければ疲弊状態に陥る。それは、改まっていうほどのことではない自明の理のはずですが、この自明のはずの事実こそ、都市生活にあっては忘却の彼方に葬り去られています。

睡眠は、量の不足を質で補うことなどけっしてできません。十分量の睡眠、一定の睡眠時間を確保しなければ、ヒトの体は壊れるようにできています。

睡眠の量が絶対的に不足している状態にあっては、いかなる抗うつ薬も抗不安薬も無力です。睡眠こそが健康を回復する力の源泉であり、逆に、睡眠を奪ってしまえば、いかなる薬剤もその効果を発揮できません。

薬剤の力など、たかだかヒトの本来の治癒力を助けるぐらいのことしかできません。**ヒト本来の回復力・治癒力は、身体のなかに内在していて、それを発揮させる時間こそが睡眠中**です。本来の回復力が、睡眠不足によって損なわれておれば、どんな薬も飲んだって意味がないのです。

私は、長年、精神科医の仕事を続けてきました。ここ10年ほどは、主として都市部の患者さんのうつ・不安・不眠を診てきました。その間、年々、抗うつ薬、抗不安薬、睡眠薬の処方量が減ってきました。今ではおそらくは、保険診療を行っている日本の精神科医のなかで、最も処方量の少ない精神科医でしょう（もし、ほかにもおられたらお教えください）。

薬の量が少ないわけは、その必要がないからです。別段、私は意地を張って「薬は使わない！」と決心して臨んでいるわけではありません。必要なら使います。でも、実際にはその必要な場合というのは、けっして多くはありません。

薬を使わなくて済んでいるのは、都市型うつの病理の本質が心身の疲弊であり、それは薬を使えば治るようなものではないからです。むしろ、疲弊を解消する睡眠をいかにしてとっていただくかの問題だけなのです。いかにして24時間のなかに7時間の睡眠を確保するかの問題だけです。

もちろん、都市生活は忙しさに満ちています。その渦中にあって、7時間の睡眠を確保することがいかに難しいかはわかります。しかし、患者さんと話し合って、1日のスケジュール、1週間のスケジュールを伺って、どうにかして週合計50時間ほどの睡眠を確保すること。そのことさえ実現できれば、患者さんの側で自然と治っていく場合のほうが多いのです。

睡眠薬も抗うつ薬も「飲むな」とは申しません。しかし、飲むとしてもその目的は「7時間の睡眠を確保すること」です。「薬にうつを治させる」のではなく、「薬を介して睡眠をしてうつを治させる」ことが大切です。だから、薬の使用は「期間限定」であり、睡眠・覚醒リズムが安定してきたときに、その役目は終わります。

睡眠さえ確保できれば、心身の疲弊は解消します。あとは、心身の活力の回復に足を引っ張る薬剤は、さっさと切ったほうがいいのです。薬を減らして、いっそのことやめてしまったほうが、よほどきれいに治ります。

私は、常に結果が問われる勤務医であり、結果を出せなければ解雇もありえる立場です。担当患者さんが治ってくれなければ、私の精神科医としての評判は地に墜ち、病院長室に呼ばれて進退を迫られかねません。その点では、都市の他のサラリーマンの方々と何ら違いはありません。

だから、患者さんが治っていただいているかどうかが、何よりも気になります。そこに自分の生活がかかっているからです。そうして、よい結果を出そうと努力を続けているうちに、いつのまにか薬剤よりも生活習慣を重視するようになりました。

無理なく、無駄なく、おだやかに、「週50時間の睡眠」でこころが溌剌としてくれれば、それにまさることはありません。もう「うつ」という鬱陶しい文字を気にする必要はないのです。

本書は、うつに悩む都会人の皆さんのために書きました。本来のあなたを取り戻すために、本書が少しでもお役に立てることを願ってやみません。

うつの常識、じつは非常識　目次

まえがき　3

序章　「都市型うつ」は時代の病　5

第1章　「都市型うつ」の時代　25

「鬱病」から「うつ病」へ　26
あれもこれも「うつ病」　29
「うつ病100万人時代」への突入　30
抗うつ薬の新市場として開拓された日本　34
「うつは心の風邪」か？　36
〝駅前〟クリニックというトレンド　38

精神科が人気の就職先に　40
薬が無意味な「うつ病」とは？　45
「都市型うつ」はインテリの病　46
都市の治療文化を求めて　49

第2章　睡眠不足が最大の要因　51

「都市型うつ」の典型例　52
知識社会の病　56
都会でサバイバルするには十分な睡眠が不可欠　59
睡眠不足が常態化した社会　61
減る睡眠時間、増える通勤時間　65
国際比較でも日本人は眠っていない　66
眠らないことを讃えるな　68
新聞記者こそ「都市型うつ」の教科書　70
寝不足とは一時的に頭が悪くなること　72
夜討ち朝駆けの結末　74
「都市型うつ」になりやすい業種　78

できる奴ほどよく眠る　82
じつはたっぷり寝ていたナポレオン　84
あなたは毎週月曜日、ギリシャから時差ボケ出勤している!?　86
生活習慣から睡眠をはずした旧厚生省　88
飲んで寝るのは気絶するようなもの　90
睡眠導入剤は睡眠の質を損ねる　93
特攻隊員も飲まされたドリンク剤　95
暗すぎる朝、明るすぎる夜　98
ヒトは夜行性の動物ではない　100

第3章　うつを予防する7つの方法

105
「都市型うつ」は病名ではない　106
「都市型うつ」予防7つの方法①「週50時間睡眠」　107
「都市型うつ」予防7つの方法②「3日に1度、睡眠負債を返す」　110
「都市型うつ」予防7つの方法③「定時起床、就床は早めに」　112
「都市型うつ」予防7つの方法④「30分のハーフタイム」　114
「都市型うつ」予防7つの方法⑤「アルコールのコントロール」　117

「都市型うつ」予防7つの方法⑥「万歩計で歩数チェック」 118
「都市型うつ」予防7つの方法⑦『睡眠日誌』によるセルフ・マネージメント」 125

第4章 「薬の出し入れ」ではうつは治らない 129

精神科医養成システムの欠陥 130
学会は「うつに薬が効く」という太鼓判を取り下げている 132
「英語の話せない英語教師」のような精神医学教師たち 134
薬物療法偏重はこれからも続く 137
このままでは日本の精神医学界は世界から孤立する 139
7時間睡眠は疾患によらない健康法の基本 141
精神科医に「薬に頼るな」は通じない 142
イデオロギーとしての「十分量・十分期間」 144
「十分量・十分期間」と〝出版バイアス〟 148
「薬のソムリエ」はしょせん「ここ掘れワンワン」 150
「三タ雨乞い療法」としての薬剤調整 152
薬が効かない難治性うつ病 154
薬物を受け入れる側の条件 157

第一になすべきは生活状況の把握 161
生活の変化が「うつ」をもたらす 163
不用意な薬物療法が状態を見えにくくしている 165
難治性うつ病は治さなくてもいい 166
適度のストレスは必要 170

第5章 患者よ、うつと闘え！ 173

「患者よ、うつと闘うな」主義 174
多剤処方とは薬の多重債務 175
薬漬けは善意の行動の結果 178
「〝うつ〟と闘うな」主義と激励禁忌神話 180
英語圏ではうつの人を〝encourage〟している 181
「うつ」は「癒し」だけでは治らない 183
休職が長いほどよく治る？ 185
業務遂行能力は復職して初めて向上する 190
家族は患者をどう励ますか？ 193
メディアよ、名医を探すな！ 198

〝身たくすほどの名医はありや〟 201

第6章 精神科医よ、薬に頼るな！ 205

なぜ精神科医になったのか？ 206
島崎敏樹著『生きるとは何か』との出会い 210
杜の都仙台へ 212
精神科医の闇 213
島崎敏樹の直弟子に弟子入りする 216
預言者としての宮本忠雄 218
タテ社会をヨコに歩く 221
都市型臨床の原点は順天堂時代 224
生活習慣病としてのうつ・不眠 227
獨協医科大学越谷病院に移る 231
「薬に頼らない治療」で院内の支持を得る 234
どうぞ越谷へお越しください 237

あとがき 240

第1章

「都市型うつ」の時代

「鬱病」から「うつ病」へ

「うつ病」――。

この言葉が、21世紀にはいってあちこちで聞かれるようになりました。とくに熱心なのが活字メディアです。主要新聞はことあるごとに「うつ病」についてとりあげ、経済紙も特集を組んでいます。ビジネス雑誌も「ビジネスパーソンの〝うつ病〟」の問題をとりあげ、女性誌やファッション誌までもが、それほどファッショナブルとは思えないはずのこのテーマを大きくフィーチャーしています。私も、主要紙のほとんどから取材を受けましたし、いまだに週刊誌、月刊誌からの取材も引きも切らない状態です。

電波もうつ病に注目しています。健康番組や報道番組で「うつ病」がとりあげられることは珍しくなくなりました。私も、このテーマでNHK－FMの北山修先生の番組で先生と対談させていただいたこともありました。遠路英国からBBCラジオのスタッフがお越しになったときには、私なりに「日本のうつ病」について下手な英語で説明させていただいたこともありました。

どうやら「うつ病」は、流行の病気として「メタボ」や「花粉症」と同じように巷間に流布し、市民権を得たといえそうです。

「うつ病」は、かつては「鬱病」と画数の多い漢字で表記されることも多かった事実が示す通り、普通の人にとって近寄りがたい言葉でした。誰もが口にするような日常語ではありませんでした。それは、「精神分裂病」や「老年痴呆」（いずれも当時）と同様に、専門用語であり、精神医学関係者以外は、まず口にしない言葉でした。

「うつ病」は、英語では「ディプレッション」（depression）といいます。この語は、意味も実に多義的で、「低下・不景気・くぼ地」、さらには「低気圧」という意味すらあり、けっして医学的な文脈だけで使われる言葉ではありません。

日本語の**「鬱病」**は、そうではありませんでした。それは**「躁鬱病」**とともに重い病気で**「精神分裂病」**（当時の呼称。現在の**「統合失調症」**）と同じく精神病を指していました。一般市民においては、自分のことを「鬱病」だということもなく、ドイツ語由来の**「ノイ**

ローゼ」という言葉を多用していました。少なくとも、90年代まではそうだったのです。

そもそも**「鬱病」という病は、普通の悩み方ではありません。**「鬱病」の患者さんは、悲しいともつらいとも言いません。ほとんど口がきけません。感情はすっかり枯れ果ててしまい、言葉で心の中を語ることもできません。一日中横になって、宙を見つめているだけ。寝返りを打つのもやっと。話しかけてみても、小さな声で苦しそうにうめくだけ。食事をすることも、トイレに行くことも、もちろん風呂に入ることも、何ひとつできません。

こんな状態ですから、自殺もできません。自ら命を絶つのは「鬱病」にしては軽いほうで、本当に重くなると、指一本動かす元気もありません。

自殺の心配より、ひからびて餓死してしまうほうが心配です。とにかく、食べ物を口までもっていっても、咀嚼する元気がないものですから、ひどい場合は鼻から管を入れて、やっと栄養を補給するような状態——、そんな、ひどい状態を「鬱病」と呼んでいたのです。

ところが、2000年ごろから、この重症の「鬱」が消え、「うつ」が急に増え始めました。**患者数は'08年に１００万人超。**およそ10年あまりで倍増したのです。

あれもこれも「うつ病」

最近の「うつ病」は、かつての「鬱病」とはまったく違います。少しわかりやすくイメージしていただくために、いくつか具体例を出してみましょう。

たとえば、大手町に通う29歳の銀行マン。ある朝、職場に着いたら、顔色が真っ青。上司から「お前、大丈夫か？」と聞かれ「なんとかやります」と返事をしたものの、集中力もなく、ぼんやりして仕事が手につかない。心配した上司が再び「本当に大丈夫か？」と声をかけた途端、崩れるように泣き出してしまった——。

また、六本木ヒルズのＩＴ系の企業に勤めている40歳のシステムエンジニアの男性。厳しい納期を強いられ、連日連夜の泊り込みの果てに、ついにダウン。翌日から出社できなくなってしまった——。

さらには、兜町の証券会社に勤める32歳の女性社員。営業職で過酷なノルマを課せられて、寝る間を削って懸命に仕事をしていたが、ついにノルマを達成できない。そのうえ、傷心の彼女に、課長はパワハラに近い叱責を浴びせる。かわいそうに、とうとう過呼吸を起こして、救急車で運ばれてしまった——。

おそらく彼らが、どこかの精神科医を訪ねたら、多くの場合、「うつ病」と診断されることでしょう。

「うつ病100万人時代」への突入

厚生労働省が実施している調査では、「うつ病」は「気分障害」というカテゴリーで記録されています。それによれば、日本の「気分障害」の患者数は、'96年には、43・3万人、'99年には44・1万人ですから、この間は、ほぼ横ばいでした。

それが、21世紀に入ってから激増し、'02年には71・1万人、'05年に92・4万人、そして'08年には、ついに104・1万人の大台を超えました。わずか10年あまりで2・4倍にも膨れ上がったのです（図表1）。

図表１　気分障害総患者数（万人）

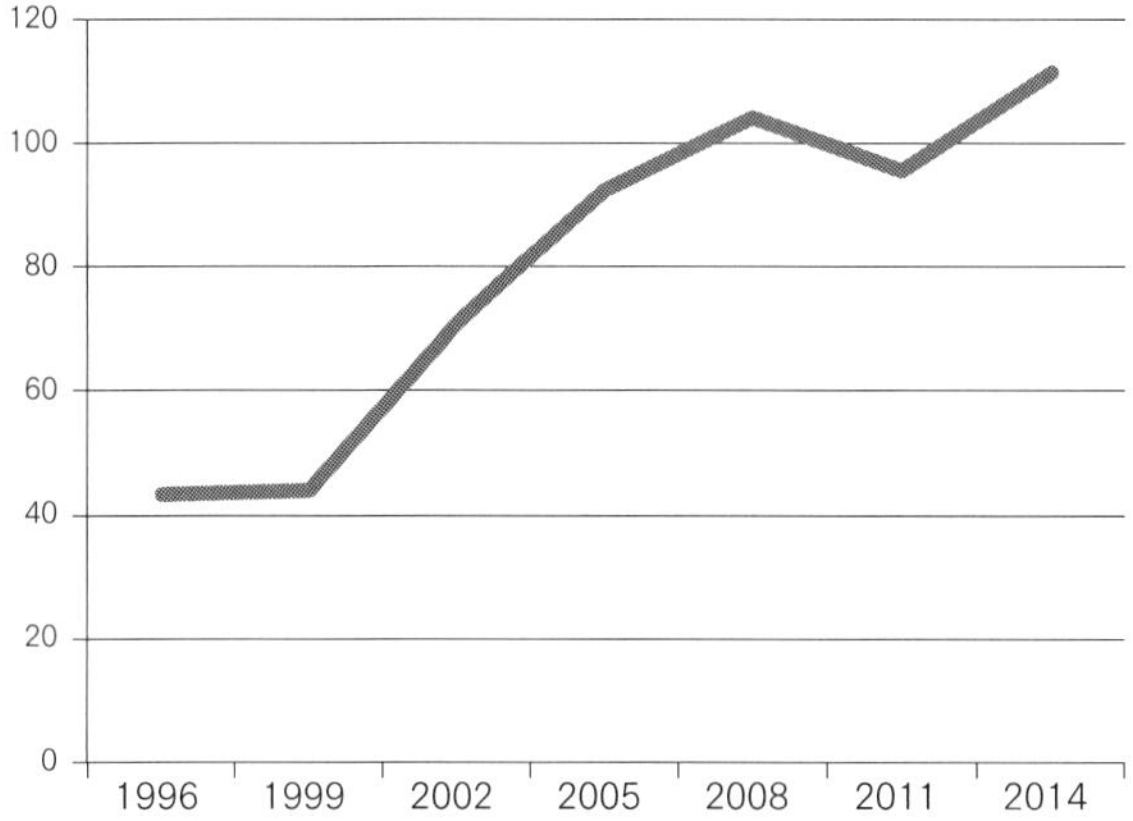

（厚生労働省患者調査をもとに作成）

この先、どれくらい増えるのかわかりませんが、ともかく、時代は**「うつ病100万人時代」**に突入しました。

この推移を注視した国は'11年、**それまでの「がん」「脳卒中」「急性心筋梗塞」「糖尿病」の4大疾病に「精神疾患」を加え、5大疾病としました。**この間までマイナーだった「うつ病」が、ついに国民病の地位にまで昇格したのです。

その背景には、'80代から「鬱病」の診断に関して、大きな変化があります。

脳の機能異常としての**「鬱病」**と、一般の人が**「ノイローゼ」**と呼び、専門的には**「神経症性抑うつ」**と呼んでいた状態を、**まとめて「うつ病」**としようという主張が現れたのです。

「鬱病」と「神経症性抑うつ」は症状としては似ているところもあり、また、相互にオーバーラップしているところもあったので「見かけ上は区別しづらいから」というのがその理由でした。

しかし、抑うつ気分、意欲低下、不安・焦燥、興味・関心の低下といった症状だけ見れば確かに似ていますが、背景事情には違いがあります。「うつ病」のなかには、脳機能の異常ではなく、心の悩みで「うつ」になっている人がいます。具体的には、職場のストレスで悩んでいたり、人間関係で悩んでいたり、借金などの経済的な問題で悩んでいたり……。

そうした心の悩みが理由となってうつになっているのは本来の「鬱病」とは違い、かつて一般にはノイローゼと呼ばれていた「神経症性抑うつ」という状態です。今やそれらも「うつ病」と呼ぶことになり、「鬱病」も「ノイローゼ」も消滅して、「うつ病」だけが残されました。

では、「鬱病」はなくなったのか。そうではありません。しかし、近年になって大量発生した「うつ病」の大波にのまれて、「鬱病」は今や稀少な疾患として、すっかり影の薄い存在になってしまいました。

今日、「うつ病」とされるものは、かつての精神病としての「鬱病」とは、別物です。理由もなく「鬱病」になった患者さんには、話しかけて、慰めたり、いたわったり、励ましたりしてもムダでした。なぜかというと、脳の機能が一時的であれ失調状態を起こしているからであり、だからこそ、脳に働く薬を使い、時間をかけて神経を休ませて治そうとしたものでした。

この「鬱病」とは異なり、「うつ病」は、心の悩みという理由があります。このような症状の患者さんは、一昔前までは、精神科医にかかることはありませんでした。精神科医の側からいっても、お越しいただいたところで、「あなたは病気ではありません。正常です。ご心配なく」と一言告げて、事実上、治療継続をお断りすることになったと思います。

でも、今やそんな人も精神科に通うようになりました。むしろ、そんな人ばかりが精神科にかかるようになったといってもいいかもしれません。そして、次々と「うつ病」と診断されていくのです。

こうして、日本は、患者が100万人を超える「うつ病大国」になりました。

抗うつ薬の新市場として開拓された日本

これほどまでに「うつ病」患者が増大した要因には、他にもさまざまなカラクリがあります。

まずは、'99年、日本で最初の〝画期的〟な新薬の発売でした。それは、**「SSRI」（英語のフルスペルは、selective serotonin reuptake inhibitor。選択的セロトニン再取り込み阻害薬）**という新型抗うつ薬です。この薬剤は「うつ病は、脳のなかのセロトニンが不足して起こる」と想定し、そのセロトニンを増やす効果のあるものとして開発されました。

「SSRI」は、'80年代後半から欧米で出回り始めました。その代表的な薬品名**「プロザック」**は、ロックの歌詞に用いられるほどの爆発的な人気を博しました。たとえば、イギリスのロックバンド、ブラーの'95年に全英1位を記録したヒット曲『カントリー・ハウス』には、フランスの文豪バルザックの小説を読みながら「プロザック」を服用する男が登場します。

この「SSRI」が欧米に遅れること10年、ついに日本に上陸しました。

実は、私は'90年代後半に英国にいて、'99年に帰国しました。その年に日本で最初の「S

SSRI」が発売されました。帰国とともに、日本は「SSRI」ブームが巻き起こったのです。

ところが'90年代の欧米では、**現場の医師たちの間では、すでに「SSRI」についての疑問の声が出ていました。**大手製薬会社のプロモーションにもかかわらず、それほど効かないのではないか――。それだけでなく、**学術誌の提供するエビデンス自体に対する疑問**も浮上していました。学術誌には「SSRI」がいかに効くかを証明するような論文ばかりが載っているが、そのデータも偏りがあるのではないかというのです。

欧米の精神科医たちの間で「SSRI」の効果を疑問視する声が大きくなれば、当然、この市場はもう限界だと製薬会社は考えます。彼らにとっては、**新しい市場を開拓する必要**がありました。

その**ターゲットになったのが日本**だったのです。

「うつは心の風邪」か?

「ＳＳＲＩ」が日本に上陸した際、宣伝文句として使われたのが**「うつは心の風邪」**です。コピーとしては、なかなか達者だとは思いますが、そのソフトイメージは必ずしも消費者にとって福音ではありませんでした。

もちろん、一面では「うつ病」への恐れを抱く人をして、精神科へのハードルを下げさせたのは事実のようです。そのキャッチコピーが掲げられた'99年以降、年を追って受診者が増加していきました。「あなたの苦しみはうつかもしれません。ぜひ一度病院へ」、そう言って、受診を勧める戦略に乗って、どれだけ多くの人が診察室の椅子に座ったことでしょうか。

つまり、海外の大手製薬会社は、**薬そのものではなく「うつ」という〝病気〟を宣伝する**作戦に出たわけです。「憂うつそう。それはうつ病という病気かもしれない。もしそうなら薬で治るはず。一度、お医者さんに相談してみたら？」という具合です。

その結果、**'06年には、抗うつ薬の市場規模は８７０億円**に膨れ上がりました。「ＳＳＲＩ」が登場する前の市場規模は１４５億円でしたから、**６倍の膨らみ**をもたらしていたのです。

〝駅前〟クリニックというトレンド

バブル崩壊――。これも「うつ病」の患者さんが急増した背景として、無視はできないことでしょう。

‘90年代、都市銀行や大手証券会社の倒産が相次ぎました。日本経済は混乱の時代に突入しました。終身雇用、年功序列、右肩上がり、それら高度成長期の神話は、すでに過去のものとなりました。

こうして、時代の荒波にもまれ、もがき、喘ぎ、苦しみして、ついに刀折れ、矢尽きた都会人たちが、救いを求めて精神科クリニックのドアを叩くようになりました。おりしも、学界が精神病としての「鬱病」と、心の悩みとしての「ノイローゼ」との線引きをなくした時期です。その結果、都会のビジネスパーソンたちの間に「うつ病」と診断される人々が急増しました。

需要は供給を呼びます。患者はもはや無尽蔵。このような動向に歩調を合わせるように、**街中に続々と精神科医院が出現**し始めました。

精神科医院の急増については、'90年代にもすでにその兆しはありました。しかし、それが驚くべき規模にまで拡大したのは、何といっても'00年代にはいってからです。それまでは、精神科医療機関といえば、単科精神科病院のことでした。

大学附属病院と少数の総合病院にも精神科はありましたが、それらも含めて精神科とは、私たちの日常からほど遠い存在でした。それが時代が変わり、価値観も変わって、今では、誰でも手が届くようなところに現れ始めたのです。都市近郊の鉄道沿線には、精神科診療所の看板があちこちに見られるようになりました。

「メンタルクリニック」という呼称もよく使われるようになりました。精神科への抵抗を軽くするためです。歯科を「デンタルクリニック」と呼ぶのと同じようなものです。明るい待合室、清潔な内装、受付はオープン・カウンター、美しい女性スタッフ、そんな親しみやすい演出で、ゲストとしての患者さんをお迎えするのです。

ポイントは**〝駅前〟**です。今、都市近郊のどの駅でも、医院、診療所の看板が立ち並んでいます。その中に「メンタルクリニック」の看板も増えてきました。ちょうどその頃、チェーン展開する外食産業や英会話スクールが、〝駅前〟という冠をつけてキャンペーンを打ち出していました。それと同様に、「手軽で便利」、「明るく安心」という親しみやすいイメージを前面に打ち出しました。

こうして、暗い語感の付きまとった「精神科」は、清新な装いをもった「メンタルクリニック」に生まれ変わりました。ビジネスパーソンにとっては、通勤のついでに気軽に立ち寄れる場所となりました。こうして、**「メンタルクリニック」は、今や都市の風景の一部をなすまでに至った**のです。

精神科が人気の就職先に

さらに「うつ病」が急増した背景には、**精神科医たちの質の変化**もあります。

「うつ病」の患者さんが増え続けるとともに、医学生の間で精神科は、人気の就職先となりました。しかし、もとはといえば、精神科はちょっとユニークな医学生が行くところでした。

たとえば、**東京大学の名誉教授だった精神科医の内村祐之**。この人は内村鑑三の息子で、東大医学部時代は文武両道の秀才で、大学野球の名投手として知られていました。この人が精神科を進路として選び、松沢病院で研修を始めたところ、すぐさま新聞記者が取材に来ました。当時の読売新聞は、白衣姿の内村祐之の写真を二段抜きで掲げて、「近代の名投手内村祐之氏が東京府の松沢病院に入る――こう聞いただけで、内村氏がどうかしたのかと早合点してはいけない……」という記事を載せました（内村祐之『わが歩みし精神医学の道』）。内村祐之は、変人というよりは超有名人だったわけですが、精神科を選択しただけで変人扱いされたことは間違いありません。

かつて、**ドイツの著名な精神科医ホッヘ**は、「医学のなかで、年よりの精神科医ほど変人が集まっている分野はない。今ではもう見られないが、私の修行時代の学会には、こういう先輩の代表者たちがよく顔を出していた」（ホルスト・ガイヤー『馬鹿について』より）と語っています。ホッへ自身は、「俺はまともだ」との確信をこめて、「(変人は）今ではもう見られない」と断言したわけですが、客観的に見れば、いまも昔も、精神科医たちはいずれ劣らぬ〝変人〟ぞろいといえます。

ところが、驚くべきことに**〝変人〟ではないにもかかわらず精神医学を選ぼうとする医学生**が出てき始めたのです。「君みたいなまともな人が、どうしてまた、精神科なんかを」と思いたくもなりますが、ここには理由があります。

医学生の志望は時代を反映します。近年は、訴訟リスクの大きい診療科というのは、敬遠される傾向にあります。

それだけではなく、仕事と私生活のバランス、開業時の経営の安定性、封建的な医局人事の回避、さらには高度高齢化社会、そういったさまざまな要因を考慮に入れれば、精神科はずば抜けて条件に恵まれています。

クレバーな医学生があえて精神科を選ぶというのも、ある意味で納得のいくものがあるわけです。

しかし、じつは精神科医になってみないとわからないリスクもあります。**それは、医学部の授業で教わった精神医学が、実際の診察室では文字通り「何の役にも立たない」**ということです。

精神医学においては、症状をリストアップして、その症状の数と持続期間を検討して、診断名をつける**「操作主義診断学」**と呼ばれる方法が王道とされています。

この診断学のマニュアルが、**アメリカ精神医学会が作成した「ＤＳＭ」**といわれるものです。フローチャートに従って質問していけば、精神科医はもちろん、専門家でなくても、誰もが皆同じ結論に達するようにできています。

ところが、このような精神科診断学というものは、臨床の現場では使えません。それは、精神科医として診察室にはいった初日にすぐに気づきます。そもそも標準的な質問を順番に行って、答えてくれる患者さんはいません。すぐに、こちらの言葉をさえぎって、「いや、先生、そうじゃなくて……」と言って、自分の話したいことを話し始めます。

外来にやってくる人たちは、実に多種多様な問題を持ち込みます。教科書のどのページにも書かれていないことばかりを、患者さんは語ってきます。

精神医学の教科書には、たしか「このフローチャートに従って質問すれば、この診断に至る。そして、治療ガイドラインに従ってこの薬剤を出せば治る」、そんなことが記されていたはずです。でも、実臨床には教科書に出てきたような標準的な患者さんはひとりもいません。

精神科医たちは皆、診察室で苦労しています。教わった通りにやってみて、まったく患者さんがよくならないからです。そして、教師たちに疑問をぶつけてみても、返ってくる答えは、「教科書通りにやれ」の一本やり。これでは、「この上司はついていくに値するのか」と当然考えてしまいます。

結局のところ、若い精神科医たちは、役に立たないことを知りながらも、教科書的な精神医学を実践せざるをえません。そして、結果的に、**心に悩みを抱えた患者さんに機械的に「うつ病」と診断を下していく**のです。

薬が無意味な「うつ病」とは?

このように、さまざまな要因が絡み合い、21世紀になって急増してきた「うつ病」の患者さんには、多くの特徴があります。それは、この人たちの「うつ病」が、**都市のライフスタイルと密接にかかわっている**ということです。

長い通勤時間、高速化した業務サイクル、24時間届くメール、こういった人を寝かしつけることのない不夜城の都市生活を考慮に入れなければ、患者さんのことは理解できません。**ストレス社会に生きる都市のビジネスパーソンたちこそ、この'00年代に大流行した病禍の犠牲者**なのです。

私はこのような人たちを便宜的に**「都市型うつ」**と呼んでいます。私は新しい病名としてこのような用語を使っているわけではなく、むしろ、以下のような治療実践上の理由によります。

第一に、**抗うつ薬を使うことにほとんど意味がない**ということ。

第二に、この人たちの「うつ」の背後には**都市生活特有のライフスタイルの問題**があるということ。

第一は、第二の直接の帰結です。つまり、**都会人のライフスタイルの問題にメスを入れることなくしては、治りようがない**。その問題に目をつぶって、**「薬を使えば治るだろう」と踏んでかかってもムダ**だということです。

「都市型うつ」はインテリの病

私の外来には、都内のクリニックや大学病院から次々に患者さんが移ってこられます。そのなかには、霞が関の官僚、大手町の銀行マン、兜町の証券レディ、六本木のＩＴ系会社社長、新聞記者、政治家、大学教授、それどころか医師も、それも精神科医すら訪れます。

診察室でお尋ねしてみると、皆、知的な人ばかりです。それぞれの分野で大きな仕事をなさっています。皆さん、尊敬すべき人ばかりです。このような都会の花形職業の皆さんですら、これまでは精神医学の画一的なロジックに巻き込まれていました。もちろん、皆さん、心も体も疲れ切って、少々、判断力を失った状態で精神科クリニックを受診しています。だから、本来の頭脳を働かせられなかったとしても無理はありません。

しかし、率直に申し上げて、現在の**薬中心の精神医学には、皆さんのような知的な人の「うつ」を治すだけの力がありません**。それは、精神科医の知能水準が皆さん方と比べて極端に低いというわけではありません。むしろ、それは、もっと根源的な問題、**精神医学という学問自体のよって立つ前提の問題**なのです。

精神医学のよって立つ前提は**「精神医学は医学の一分野である。医学は身体についての科学である。ゆえに、精神医学は脳についての科学である」**というものです。

だからこそ、精神医学の権威者とされる人ほど、脳に異常な執着を示します。「精神医学は脳についての科学である」などは、精神医学者の信仰告白にすぎません。しかし、なかには狂信的な信者もいますから、この人たちと議論することは大変な困難を伴います。

宗教家と神の存在をめぐって議論しても時間のムダというものです。

私は、精神科医仲間の間では、自分のことを「半精神医学」などと呼んでいます。これは、私の尊敬する北山修先生が、若かりし頃「お前は体制側なのか、反体制側なのか」という不毛の二者択一に対して、敢然と「半体制派だ」と切り返したのをまねています。

つまり「反精神医学」として精神医学のすべてを否定するつもりはない。しかし、精神医学のなかには明らかに「無茶な論理」と思われるものもあるので、たとえ学界の権威者の意見といえども、むしろ、それゆえにこそ、眉に唾をつけて受け止めておかなければならないと思うのです。そして、**「片足は世間的常識の側に、もう片足だけは精神医学の側に」**、そういうスタンスをとっています。

この「半精神医学」の立場から見てみれば、**「都市型うつ」を「脳の病気」とみなしても得るところはありません**。脳を薬で治療しても意味がありません。

なぜならば、「脳が悪くなっている」わけではないからです。患者さんは、皆、インテリばかり。だから、**都市のインテリ層のライフスタイル自体を治療の対象としなければばい**

けない。薬だけ飲んでおれば治るなんて、ありえないのです。

都市の治療文化を求めて

「都市型うつ」は、都市部のホワイトカラーのうつ、インテリ層の「うつ」といっていいでしょう。「脳が悪くなる病気」ではない。だから、脳に効く薬を飲ませても、頭に電流を流しても、それらの効果は一時的にとどまります。また、もとの都市生活に戻れば、たちまち再発してしまいます。

脳に働きかけるだけでは足りません。**病気ではなく人間を診る、症状ではなく生活を診る**、そういった都会に生きる人の人生全体を正面から見つめていかないと、治りません。

もっとも都市は、矛盾に満ちあふれています。最初は、人々にさまざまな可能性を見せてくれます。「こんなこともできる」「あんな夢も実現する」。こう言って、甘言を繰り返し、実際に人がそれに近づこうとすると、途端に冷たい表情をして視線をそらす。そんな誘いとはぐらかしの連続が都市にはあります。期待は膨らみ、夢は破れ、そうして、あとには苦い憂うつだけが残るわけです。

かぎりなく無意味な繰り返しに見える都会の日常のなかに、何を見出し、何を目指していくか。これが、メンタルクリニックを訪れる都会人たちの意識の底にあります。無数の人間の織り成す巨大な構造のなかで、小さなひとりの人間は戦っている。疎外感、匿名性、孤独……。しかし、そこから逃避することは解決になりません。

「住みたくてこの町にいるわけではないが、簡単にこの町を捨てることもできない」

多かれ少なかれ、都会人たちはそう思っていることでしょう。人をけっして落ち着かせることのない、この町で、依然として人々は、心の安らぎを求めないではいられないのです。

「都市型うつ」の患者さんは、すべて、都市という巨大な借景のなかで生きています。皆、矛盾だらけのこの町に生きています。ひとりひとりの人生を見つめること、雑踏のなかの姿を見失わないこと、喧騒のなかの声を聴き逃さないこと、それが私の考える都市型精神科医の道なのです。

第2章

睡眠不足が最大の要因

「都市型うつ」の典型例

あなたは、こんな毎日を送っていませんか?

朝、目覚めたら、身体が鉛のように重い。気分はどんよりと曇った冬空のよう。頭が痛い。ふらふらする。食欲もない。胃袋に砂がつめ込まれたよう。新聞を読めば、焦点が合わない。テレビの朝のニュースが騒がしくて、電源を切りたくなる。それでも今日は会社の定例の月間報告の日。出社しないわけにはいかない。

何とか顔を洗って、歯を磨いて、ネクタイを締めて、家を出る。出掛けに「このところ具合悪そうだけど大丈夫? 仕事、仕事って、もういい加減にして、今日は早く帰ったら」と、妻が心配顔で声をかける。でも、この妻の優しさのこもった言葉にすらカチンとくる。

「『もういい加減』はないだろう。好きでやっているわけじゃない。やらされているんだぞ」

内心、そう思いつつも、何も言わず、仏頂面で家を出る。

駅までの長い道のりをとぼとぼと歩く。改札を過ぎて、階段を登ったところで、息が上がり、**プラットホームの売店でいつものように栄養ドリンクを買って飲む**。キャッチコピーによると、これを飲めば、元気がモリモリ湧いてくるはずだが、全然そんなことはない。「何としても今日はしのがなくては……」、そんな思いが脳裏をよぎる。おしくらまんじゅうの電車。吊革につかまって、やっと立っている。乗り換えの混雑をしのぎ、暗い階段を登ってようやく地上に出る。やけにまぶしい朝の陽ざし。

やっと職場について椅子に腰を下ろす。コンピューターを立ち上げ、メールをチェックする。受信トレイにずらりと並んだ新着メール。新たな疲れがどっと襲って来る。大きな溜息とともに、今日も一日が始まる。

いつも変らぬ日常……。同僚の小言、上司の叱責、顧客の苦情、そして報告会議の重い空気。「つらい」「苦しい」「疲れる」「一刻も早くここから逃れたい」、そんなつぶやきがつい口から出そうになる。

ようやく午後7時を過ぎ、長い一日が終わる。「さあ、やっと帰れる」と思った瞬間に後ろから声がかかる。

「どうだい、ちょっと寄って行かないか？」

同僚からのお決まりの飲みの誘いだ。断ってもいい。断るべきだ。しかし、どうにも悪い習慣は断てない。

……結局は、まずい酒になってしまった。頭痛がする。ふらつく。気持ち悪い。こんなからだなのに、最後に長時間満員電車で揺られる苦行が残っている。


やっとたどり着いた自宅。かばんを置き、背広を脱いで、ネクタイを緩める。どんと椅子に坐り込むと、何やら妻が喋り始めた。どうやら夕方起こった妻と娘の口論のことらしい。娘も中学生だ。母親の言うことを聞いてばかりではないだろう。

妻は相変わらず眉をつりあげて何か言っている。「ああっ」「ううっ」、やっとの思いでうめくように相槌を打ってみる。妻の表情はますます険しくなってきた。「ちょっと、あなた、何よ、聞いているの?」、そう言っているようだ。
「聞いている。俺は聞いている。でも、俺は、**もう燃え尽きた『あしたのジョー』**のようなもの。白い灰になってしまった。もう、夫婦喧嘩する気力もないよ」

――これは、販売会社に勤務する阿部さん(42歳)の平凡な一日です。
読者の皆さんは、ご自分にも覚えがあるかもしれません。

その後、阿部さんは、職場近くの駅前にある精神科を受診。「うつ病」と診断されました。

本人にも、その予感があったといいます。その最大の理由は「眠れない。寝てはいても眠った気がしない」というものでした。実際、ここ半年の阿部さんの睡眠時間は4、5時間のときもしばしば。床に就くのは深夜1、2時だったといいます。

まさに「都市型うつ」の典型例といえます。そこには都会で働く人に共通する「うつの芽」があります。まず、本人の自覚としては**心身の疲弊**、客観的には**生活習慣の乱れ**、具体的には、**睡眠が質・量ともに不足**しているのです。

知識社会の病

都市で働くというのは、ほとんどの場合、**勤め人の生活**を意味します。それも、今日の都市は**モノを大量生産する場所から、知的価値を創造する空間へ**と変わりつつあります。

現代の都市を特徴づけるのは、煙突から煙を吐く工場群ではなく、むしろ、広いオフィスに整然と並んだコンピューターの端末でしょう。油とほこりにまみれた作業服の労働者たちではなく、**おしゃれなビジネス・スーツに身を包んだ、スマートだが少し疲れた男女**の姿でしょう。都市の主たる産業は、第二次産業から第三次産業へと変わりました。同時に、都市の主人公も、工業製品を作るブルーカラーワーカーから、**知的価値を創るホワイトカラーワーカー**へと移ったといえるでしょう。

もちろん、依然として都市にも伝統的な意味での労働者階級の人もいます。京浜・京葉の工業地帯には、中小の町工場が軒を連ねています。そこには、技術大国日本を支える熟練の技術工たちがいます。依然として、練馬には大根を作る人もいるし、東京湾ではシラス漁に携わる海の男たちもいることでしょう。

しかし、ここで「都市型うつ」としてとりあげようとしている対象は、こういったトラディショナルな労働者たちのことではありません。むしろ、知識を生産手段としている人たちです。

産業革命の最大の成果は、大量生産のシステムを作ったことでした。第二次大戦後、この大量生産システムは未曽有の発展を遂げました。その中心にあったのは、品質管理(quality control, ＱＣ）であり、ＱＣ運動を驚くべきハイレベルで実行したのはほかならぬ日本の企業でした。「カイゼン」を国際語にまで高めたトヨタなどは、その典型でしょう。

しかし、大量生産を可能ならしめたのは、しょせんはシステムにすぎません。個人を生産的にさせるシステムを設計すれば、大量生産は実現できます。主役はあくまでシステムであり、個人はそこに従属する存在にすぎなかったのです。

「都市型うつ」の担い手たちは、このようにシステムにただ従属するだけの存在とは違います。むしろ、**知識社会の主人公たる個人**です。

システムがモノを生産し、財を製造する時代は過去のものとなりました。今日では個人が知識を生産し、知識の総体が富を創造する時代です。アメリカの社会学者**ダニエル・ベルが「脱工業社会」と呼んだ**ように、経済活動の重心は**「財の生産」から「情報のサービス」**へと移行しました。それに伴って知識をもった専門職の役割が大きくなり、いきおい**個人の創造性に依存する社会**となりました。

都市のビジネスパーソンは、日々知的価値を創造することを求められ、その成果を問われています。日常の業務は、すべて情報技術で効率化されています。ビジネスがグローバルな規模で展開するようになれば、昼夜を分かたずメールのやり取りを強いられることでしょう。

しかも、このようなスピーディな業務処理を強いられる環境にあっても、メールの送り先には、熱い血の流れた人間がいます。シリコンで作られた情報技術の向こう側に、効率や成果だけではけっして動かない、怒りも悲しみももった人間がそこにすわっているのです。

一方に**情報技術がもたらす効率性**というストレス、他方に**感情の動物がもたらす人間関係**というストレス、こういった相互に相容れることのない二重のストレスに囲まれて、都会人たちは過酷な生活を強いられています。それは、「うつにならなければ奇跡」と思えるほどです。都市生活にはストレスが満ち、「うつの種」があちこちに蒔かれ、しかもそれを育てていく土壌にあふれているといえます。

都会でサバイバルするには十分な睡眠が不可欠

「都市型うつ」は、心身の疲弊。その多くが**生活習慣の破綻**から発生します。

都市という名のジャングルでどうサバイバルしていくか、それこそが都会人の課題です。ストレスはなくならない。とすると、ストレス応答力を高める以外に生き延びる方法はありません。そして、そのためには、**ストレス応答系をメンテナンスする時間（＝睡眠）**をとらなければなりません。睡眠時間を十分確保することなくして、この都会では生きていけないのです。

たとえば、リングという戦いの場に、体調を整えないボクサーが出てきて、あえなくノックアウトされるとしても、いったい誰が同情するでしょうか。マウンドという戦いの場に、寝不足のピッチャーが投げて打たれても、いったい誰が同情するでしょうか。手術室という戦いの場に、寝不足の外科医が出てきて、医療事故を起こしても、いったい誰が同情するでしょうか。誰も同情してくれません。

都会のビジネスパーソンも同じです。この町は戦いの場。ここに出てくる以上、コンディションを整えてくることは当たり前のこと。**体調管理は、都会人にとって不可欠のビジネススキル**であり、それもかなりの部分、個人の責任に帰せられる課題なのです。

読者の皆さんは、睡眠を意識した生活を送っているでしょうか。ご自分の起床時刻・就床時刻を、自分なりにモニターできているでしょうか。阿部さんのように、忙しさを理由にして、睡眠にツケを回していないでしょうか。あるいは、「俺は寝ないでも平気だ」な

ど と、根拠のない強がりを言ってはいないでしょうか。

睡眠不足は、「都市型うつ」を招きます。

阿部さんのような４、５時間の睡眠を連日のように続けておれば、早晩、限界を超え、「都市型うつ」に陥るでしょう。

身体というハードディスクには、睡眠の条件がプログラムされています。その条件を満たすことなく、睡眠時間を減らして、メンテナンスを怠れば、当然の報いとして「都市型うつ」がもたらされます。

睡眠不足が常態化した社会

日本は急速に「夜更かし社会」となっています。このような社会に生きることは、生物学の法則と甚だしく矛盾します。**ヒトを含むすべての生物のリズムは、地球の24時間周期と同期して動く**ようにできています。というよりも、進化の過程で、生物は地球の環境に適応するように24時間で１回転する周期を作ってきたといえます。

ところが、20世紀にはいって、日本人の夜更かし傾向は急激に強まっています。

国立精神・神経医療研究センターの三島和夫部長は、'41年に行われた戦時下国民生活時間調査と、'60年以降5年おきに実施されている国民生活時間調査のデータを組み合わせて、**何時になったら90％の人が眠っていたか**を検討しています。

'41年の日本では、午後10時50分でした。そもそもその時代は、都市部以外ではまだ送電されていない地域もありました。郡部の電化が終了したのは戦後ですので、戦中はランプ、行燈の地があったとしても不思議はありません。

電化の普及とともに、人々の眠る時間は遅くなっていきます。その割合は、およそ30年で1時間。**'70年には、90％の人が眠るのは午前0時**になっています。**'00年になると90％の人が眠るのは、ようやく1時**になってから、という結果になりました（図表2）。

この半世紀を超える期間、社会は大きく変わりました。電気が国土の全体に行きわたり、それだけでなく**24時間営業のコンビニエンスストア**まで全国に普及しました。しかし、それにしてもわずか24時間しかない1日のなかで2時間もの動きがあったことは、驚くべき

図表２　日本人の90％が眠っていた時刻

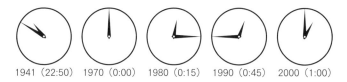

1941（22:50）　1970（0:00）　1980（0:15）　1990（0:45）　2000（1:00）

（三島和夫・川端裕人『8時間睡眠のウソ。』をもとに作成）

数字です。

さらに深刻なのは、起床時刻です。戦前と戦後の‘70年とでは、起床時刻も1時間遅くなって、結果として、実質睡眠時間は大きく変わってはいません。

ところが、**70年以降は就眠時刻だけが遅くなり、起床時刻には変化はない**。大雑把にいえば、起床時刻と就床時刻の差が睡眠時間ですから、睡眠時間はこの30年間に不自然に減少していることがわかります。

容易に考えられるように、‘70年と‘00年とでは、始業時刻は変わりません。どこの職場であれ、学校であれ、社会が夜型化しようが、始業時刻を1時間遅らせるなどするわけがありません。

つまり、**夜、なかなか眠らなくなったが、朝は昔通りに起きている**。その結果、**日本人の睡眠は時代とともに短くなっている**のです。

減る睡眠時間、増える通勤時間

原因が戦後日本の極端な都市化にあることはいうまでもありません。**「都市型うつ」とは、都市化がもたらしたうつ**であり、その原因は**睡眠時間の短さ**、そして、それを招いた**通勤時間の長さ**にあることは想像に難くありません。

通勤時間については、日本リージャス株式会社が世界１００ヵ国の２万人以上の経営幹部から回答を得ています。同社の２０１４年の報告によれば、**片道通勤時間の世界平均が32分30秒**であるのに対し、**日本では39分6秒**。往復で1時間20分の時間を通勤に費やしていることがわかりました。

同社は、2年前にも同様の調査を行っていて、それと比較して、日本人の片道通勤時間は9分6秒も増加しているとのこと。21世紀にはいってからもいまだに年に4、5分のペースで片道通勤時間が延びているわけです。

ともあれ、都市化のペースが速く、かつ、とどまるところを知らず、その結果、通勤時間の延長がいまだに続いているという驚嘆すべき事態なのです。

国際比較でも日本人は眠っていない

厚生労働省は、2000年に**「日本人の5人に1人が睡眠に問題を抱えている」**との見解を発表しました。日本人といえども、年齢によって違いはあるだろうし、地方によっても大きな違いがありそうです。

たとえば、総務省統計局が5年に1度実施している**社会生活基本調査**によれば、2011年の時点では、**最も睡眠時間が短いのは神奈川県**。そのほかに、奈良、兵庫、千葉、埼玉も下位を占めており、逆に**最も睡眠時間が長いのは秋田県**で、以下、青森、高知、山形、福島と続きます（図表3）。

予想通り、都市部では地方よりも、睡眠不足はいっそう深刻のようです。神奈川がトップなのは、長時間かけて都内に通勤する神奈川県民が多いせいでしょう。

住まいについての実態調査をしているオウチーノ総研の20～59歳のビジネスパーソンを

図表３　都道府県別の１日の平均睡眠時間

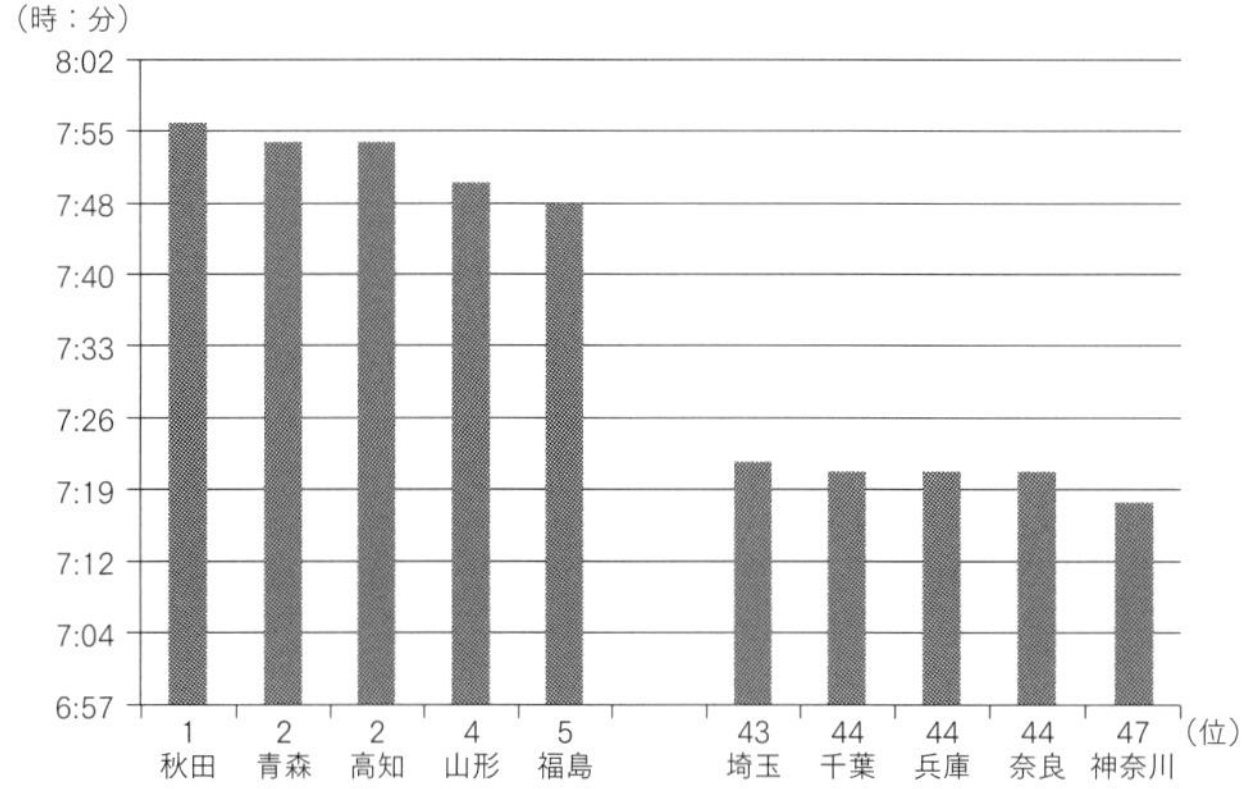

（総務省平成23年社会生活基本調査をもとに作成）

図表４　各国の１日の平均睡眠時間

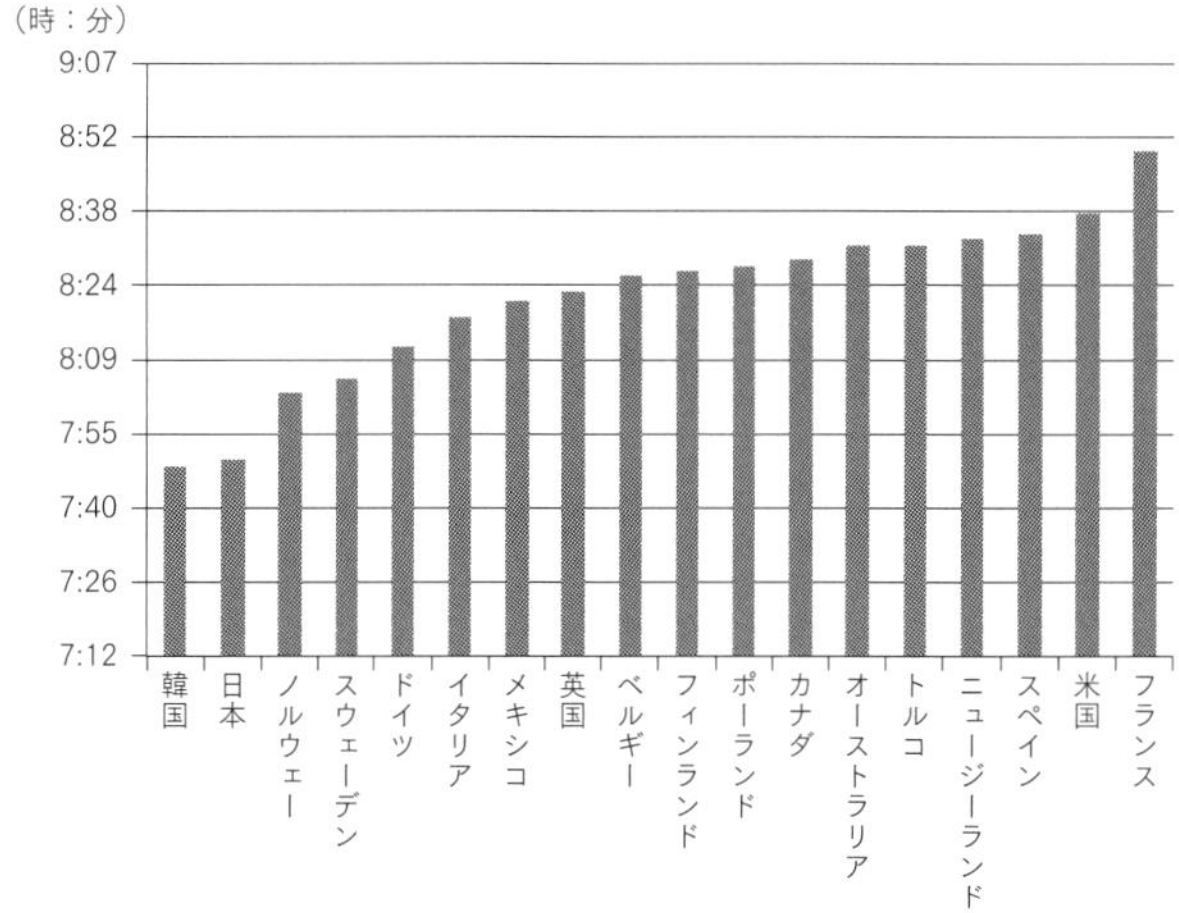

（OECD: Society at a Glance 2009をもとに作成）

対象にした2014年の調査によれば**「睡眠時間7時間未満の人」**が、**仕事がある日は実に80%以上**。仕事がない日でもおよそ3人に2人に達しました。

OECDの調査によれば、日本人の睡眠時間は18ヵ国中、韓国に次いで低く、最も長いフランスとは1時間の差がありました（図表4）。

OECDの調査は、国によっては寝室に滞在している時間を測っている可能性もあって、したがって、データ相互の比較は困難です。しかし、どのデータを見ても、日本人は睡眠時間が短く、とりわけその傾向は都市部で顕著ということはいえそうです。

眠らないことを讃えるな

「寝る子は育つ」、かつては、そんなふうに眠りを奨励する風潮もこの国にはあったはずですが、いったいどうしてしまったのでしょうか。

「惰眠をむさぼる」という言葉があるくらいで、日本人はとかく「睡眠」を「怠惰」の同義語として位置付けがちです。

その一方で、**「寝食を忘れる」**といえば、職人肌のプロフェッショナルが仕事に打ち込む姿を描くようです。昨今、日本人の科学者もしばしばノーベル賞を受賞するようになりましたが、そういったときに研究に没頭した時代を表現するのに決まって使われるフレーズが「寝食を忘れて」です。**本当に「寝食を忘れ」たら、脳にブドウ糖が行きわたらなくなって、思考が停止したはず**です。

童謡「かあさんの歌」に出てくる**夜なべをして手袋を編んでくれた母**の姿などは、まさに睡眠不足が美談の域にまで達した典型でしょう。

受験生の間ではかつて**「四当五落」**という言葉がありました。睡眠時間を4時間にまで削ったら合格、5時間も眠っているようなら落ちるという意味ですが、もちろん、何の根拠もありません。

短時間睡眠を賞賛するフレーズで最も有名なのは、**「24時間戦えますか」**というもの。バブル期に大ヒットした滋養強壮剤のキャッチ・コピーです。アタッシュケースを抱え世界をまたにかけて飛び回る、疲れ知らずの日本人をイメージしたのでしょう。

しかし、このドリンク剤で24時間眠らないでいられるわけではありませんから、今なら、日本広告審査機構に苦情が寄せられても不思議はありません。

新聞記者こそ「都市型うつ」の教科書

新聞記者というのは、メンタルヘルスの観点からいえば、考えうるかぎり最悪の職業です。**新聞記者の「うつ病」は、「都市型うつ」そのもの。**ストライクゾーンど真ん中です。**短時間睡眠、不安定な睡眠相、アルコールの乱用**など、「都市型うつ」をもたらす生活習慣の悪条件がそろっています。

逆に、私のように「都市型うつ」を仕事の中心に据えている者からすると、新聞記者はまさにお得意様です。いったい何人の新聞記者が私の診察室を患者として訪れたことでしょうか。私にしてみれば、新聞記者の「うつ病」は、治すべきポイントが初めからわかっているので結果も出しやすいのです。

私の友人に精神科医にして元新聞記者の**上田諭**さんという人がいて、『**治さなくていい認知症**』などの著書で売れっ子となっています。彼からいろいろ新聞記者の生活について教えてもらっています。

私の理解したかぎり、新聞記者の生活というのは、以下のようなものです。新聞は、通常、朝刊が深夜0時、夕刊は正午が締め切りだそうです。したがって、夜、朝刊の記事を書き、午前中、夕刊の記事を書く。ぎりぎりになって、殺人事件が起きただの、政治家が辞任しただのの大きなニュースが飛び込んでくると、締め切りを遅らせてでも明日の朝刊、今日の夕刊に載せようとします。その結果、締め切りは朝刊の原稿なら当日の午前1時30分、夕刊の原稿なら当日の午後1時30分。入稿の瞬間まで時間との戦いが続きます。

また政治部や社会部ともなれば、深夜や早朝に不意打ちのように取材先を訪れるなど、日常茶飯です。取材される側からすればこれほど不愉快なことはありませんが、記者たちはこれを**「夜討ち朝駆け」**などと戦争のメタファーで呼んでいます。大事件が起きるとまさに〝戦争状態〟で、休日はなくなります。

しかも、記者の人たちは、酒をこよなく愛する人が少なくありません。

しかし、新聞記者もヒトです。生理学の法則に勝てるわけがありません。

人間の生命活動の根幹を支えているのが自律神経です。**1日のうち、約12時間は交感神経が優位**で、その間、心身は「戦闘モード」となりますが、残りの**12時間は副交感神経系が優位**となり、その間、心身は「休戦モード」となります。記者の体だって同じことです。12時間は「休戦モード」に入らなければなりません。

孤独な戦いを強いられ、睡眠不足とアルコール。これだけ条件がそろえば、「都市型うつ」になってこそ当然なのです。

寝不足とは一時的に頭が悪くなること

私は一流の新聞社の記者を何人も診察しています。皆、厳しい入社試験を勝ち抜いて、高い給与、高いステイタスを得て、今や一流紙記者という立場にある人です。**記者という人たちは、例外なく、知的な人**です。

しかし、この本来は「知性の人」であるはずの記者さんが、**短時間睡眠という根拠のない迷信にしがみついている**のは何とも解せません。新聞記者の皆様におかれましては、どうかほんの少し、ご自分の本来の知性を使ってみてください。合理的に考えてみれば、**「睡眠時間を削っていい記事が書けるわけがない」**ことをご理解いただけるはずです。

たとえば、ご自分の胸に聞いてみてください。寝不足のとき、わずか、数行の文字を埋めることすら苦労したり、本来の自分なら一瞬のうちに済ませるはずのちょっとした校正に、その作業に取り掛かる意欲すら失ったまま、いたずらに時間ばかり過ぎてしまったこと、あるいは、普段ならけっしてやらない不用意なミスを犯して、後にとんでもないトラブルを発生させてしまったこと、そんな経験の数々をお持ちのはずです。

なぜか。**寝不足のときには、その人本来の知性が働かない**からです。とくに新聞記者のように文章をゼロから作っていかなければならない人にとって、この点は致命的です。

十分眠った脳ならば、文章は考えなくてもこんこんと湧いて出ます。記事を書く苦労なんてしません。一瞬にしてできあがってしまいます。そして、一瞬にしてできあがった記事こそが、いい記事なのです。

一方、寝不足のときは、文章が湧いてきません。あちこち資料を調べたり、少し書き出したりしてみても、それらをうまくエディットしてまとまりのある文章世界を構築することができません。そして、苦労してやっと所定の文字数を埋めてみても、大抵、そういう文章は流れの悪い文章なのです。

結局のところ、**記事を書くという作業は、脳のスポーツ**であり、脳が体調不良のときはいいパフォーマンスができません。頭に少しでも曇りがあれば、もう発想が湧かず、言葉も出てきません。端的にいって、**寝不足のときは「文章を書く能力」が下がっています。**一時的に「頭が悪くなっている」のです。

夜討ち朝駆けの結末

ある日、憔悴しきったような表情で働き盛りの男性が飛び込んできました。文字通り、診察室に飛び込むように、体を大きく傾けて入ってきて、椅子にドンと音を立てて座りました。

坂東和彦（仮名）さん、新聞記者、35歳。小柄だががっちりして、太い眉が精悍な感じです。しかし、今日の坂東さんは、少々、顔色も優れないようです。

「おはようございます。どうぞ、おかけください。さて、今日は、どうなさいましたか？」

と尋ねると、大きくため息をついて、頭をかきむしりながら、

「だめだ。……頭が……、頭が回らない。……うつだと思う。……きつい」

とうめくように言いました。

お尋ねしてみれば、予想通りでした。**睡眠時間の不足、睡眠相の不安定さ、アルコール、**新聞記者の「うつ病」のお決まりの諸条件をすべて備えていました。

学生時代は国立大学の体育系部活で活躍。記者となってからは、地方都市を転々とした

後、30歳過ぎに東京本社へ。それ以降は社会部でかなり大きな仕事もしてきました。夜討ち朝駆けも稀ではありませんでした。

2ヵ月前から、「仕事の関係で飲むことが多くなった」と本人は言います。そして、追いかけてきたある事件が終了したあと、過呼吸発作が頻発。記事もうまく書けなくなって、私どものもとを訪れました。

私は、いつもの通り、短時間睡眠とアルコールの問題を指摘しました。すると、坂東さんは表情をにわかに変え、

「今日はうつ状態だからここへ来たんです。アルコールのことを指摘されるのは心外ですね。私がアル中だとでも言うのですか」

と、いきなり怒り始めました。

坂東さんの言い分は、こうです。自分はうつだからここへ来た。酒についての指導など希望していない。酒は嗜好品であり、飲もうが飲むまいが私の自由。いちいち干渉してくれるな。「うつ病」になったのは、酒とは関係ない。酒のせいにして治療を放棄するな。

酒を飲む人間にだって治療を受ける権利はあるだろう。今の時代はいい抗うつ薬があるはずだ。お説教はもういいから、薬を出してほしい、というものです。

もちろん、酒を飲む人間にだって治療を受ける権利はあります。ただ、薬物療法を受けることをご希望なさるのなら、お酒はお控えいただかなければなりません。

酒好きな人間だって車を運転する権利はありますが、少なくとも、運転する場合はお酒を控えなければいけません。薬物療法も同じです。

居酒屋の店主は車で帰ることがわかっている客には、酒を出してはいけません。精神科医も、酒をやめないことがわかっている人間には、原則として、薬を出してはいけません。

「車乗るなら酒飲むな、薬飲むなら酒飲むな」

私は、そう申し上げて、まずは、**休肝日を週に3日とる**ことをお勧めしました。坂東さんのようなインテリ患者は、理屈が通じない人ではありません。職業柄調べ物は得意ですので、受診前にすでにインターネットで抗うつ薬については調べてきていて、種類や作用機序などずいぶん詳しくなっていました。

読んだもののなかには、「抗うつ薬は酒と一緒に飲んではいけない」といった記載もおそらくどこかにあったはずですが、そこはやはり専門家ではない人の悲しさ。自分にとって不都合な情報は読み落としていたのです。

坂東さんのように、社会部記者として「夜討ち朝駆け」が当然の日常を送っている人の場合、どう治療すればいいのでしょうか。

私が申し上げたのは、ただひと言だけです。

「忙しい新聞記者であっても、『週50時間睡眠』を目指してほしい」と。

勤務日に夜の睡眠が減るのは仕方ありません。それでも**何とか5、6時間は確保**してください、と。そして**不足分は、午後の昼寝で補っていただく**しかありません。それを心がけないと、今度こそ本当に身体は壊れますよ、と言うだけなのです。

「都市型うつ」になりやすい業種

私ども都市型の精神科医にとっての大切な常連客であり、メンタルヘルスの劣悪な業種は、報道関係以外にもたくさんあります。

まず、**広告代理店**。この業界のある会社に勤める24歳の若手社員が長時間労働の末に自殺、安全配慮義務をめぐって長く争われた事件では、最高裁までいって、会社側が1億6800万円余りを払うことで和解が成立し、死者に関する損害賠償の和解額として史上最高を記録しました。

以来、その広告代理店の名を冠した事件として、長く人々の記憶にとどめられることとなりました。今では、職場メンタルヘルスをめぐるどの教科書にも載っています。この事件によって、一流の広告代理店が、自社のマイナス・イメージを広告し続けることになってしまいました。

IT系も厳しいです。そもそも仕事自体からして、一日中パソコンの画面に向かい合わなければなりません。必ずしもコミュニケーションが得意な人たちばかりでできあがった業界ではありませんから、同僚、上司との関係も少々難しい。顧客からの苦情の電話も多いですが、専門知識を持っていない人に電話だけで誤解を解くことは容易ではありません。

顧客の要求もまちまちで、完成度より敏速さを要求する人もいれば、その逆もいて、多くは両者を求めてきます。システムを作るエンジニアは人間ですから、完璧なものは作れません。

しかし、顧客は機械としての正確さ、敏速さを求めてきます。しかも、「作れないなら今後は他社に頼む」と言っておどかします。時差のある海外との取引があれば、とんでもない時間にメールのやり取りをしなければなりません。

商社、銀行、証券など、比較的高収入とされる業種も、メンタルヘルスの現状は、ひどいものです。連日、深夜帰宅。夜は接待でアルコール。週末は、付き合いゴルフ。気を抜く暇はありません。出張も転勤も国内だけではなく、とくに商社の場合、海外赴任もキャリアの途中で複数回発生します。アタッシュケースをもって、24時間戦う滋養強壮剤のCMも、これらの業種の人たちをイメージしたものでしょう。

ただ、業界としても手をこまねいていたわけではありません。**2014年5月から伊藤忠商事は「朝型勤務制度」を導入**しました。残業を見直して、所定勤務時間帯での勤務を基本にすること、さらには残業を夜ではなく朝行うことを勧め、総労働時間の短縮を図ろうというものです。背後には、増加する女性社員をどう支援するかといった、かつての男社会の時代にはなかった配慮が必要になったこともあります。伊藤忠の試みが他社にも波及するかは、今後の行く末を見ないとわかりません。

永田町や霞が関の人々も、精神科医から見るとかなりお気の毒な立場です。公務員のなかでも霞が関の人々は、日本を代表する高い知能集団です。しかし、**偏差値70超の最高スペックでも、1日7時間の睡眠を得られなければ、性能は低下**してしまいます。

国会の会期中が最も大変です。明日の議会の質問が通告されるのは、夜になってから。省庁の側からすれば、質問がどの部署に関係するかわからないため、全部署がスタンバイしておかなければなりません。そして、質問通告の後、省庁内、部局内での割り振りが始まり、やっと担当者が確定します。担当者はそこから答弁作成作業にはいりますから、当然徹夜になります。結局、国会というものは官僚が眠い目をこすりながら一夜漬けで作った答弁を、議員が当日の朝即席で勉強してしゃべるわけです。

ただ、この悪習は、若干、改善される可能性もあります。2014年の4月に、自民党の国会対策と各委員会委員長懇談会で、「質問通告を委員会の前々日の18時までに行う」との申し合わせがなされたためです。これは、女性職員の家庭・育児との両立を支援する観点から行われたとされています。

女性の社会進出が進んだため、官公庁もそれに対応せざるをえず、結果として、国会のたびに徹夜のお祭り状態となっていた霞が関の悪しき慣行も、多少是正される可能性が出てきました。

できる奴ほどよく眠る

ビジネス雑誌を読めば、スキルやキャリア、財産管理、書類整理、時間管理などと、とかく自己マネージメントが特集されています。私のように「都市型うつ」の人と日々接している立場から見ると、**「書類整理から時間管理ときて、あと一歩進めて睡眠時間の管理までいけば、もう、ビジネス雑誌は健康雑誌にもなりえる**のに、惜しいことだ」、そう思います。

以前、『悪い奴ほどよく眠る』という黒澤明の映画がありましたが、ビジネスの世界では、**「できる奴ほどよく眠る」**が正しいのです。

たとえば、**堀江貴文**氏。つねに毀誉褒貶にさらされている堀江氏ですが、彼を「できる奴」と思わない人は、ちょっといないでしょう。彼は、**起業した頃、8時間眠って16時間仕事した**そうです。実際、睡眠時間を削らなくても、目ざめている時間をフルに活用すればかなりのことができます。ほとんどの人は堀江氏のような集中力をもっていませんから、16時間なんてとても無理です。

ともあれ、「できる奴」と「できない奴」はどう違うのか。それは、「できる奴」は、無駄を省いて、目ざめている時間を最大限使っている。一方、「できない奴」は、無駄を省くかわりに、睡眠時間を省いて、その結果、ぼんやりしている時間ばかりを無駄に増やしている。「睡眠を削れば、得られるのはぼんやりした時間だけ」という、考えてみれば当たり前のことに気づいていないのです。「俺は寝ないで頑張っている」という自己満足だけを得て、実際に仕事をしている時間は、堀江氏とは比較にならないほど短いのです。

「できる奴ほどよく眠る」、だから、よく眠るからこそ、彼らは残りの覚醒時間を有効に利用しています。よく眠る仕事人は、睡眠時間を削らなくても仕事をその日に済ませるような時間管理の技術を持っているのです。

ビジネス雑誌の編集者諸氏におかれましては、どうか**「睡眠時間の管理は必須のビジネススキル」**ということに、そろそろお気づきいただきたいと思います。

じつはたっぷり寝ていたナポレオン

「都市型うつ」の罹患者たちがしばしば陥っている勘違いに、私が**「ナポレオン幻想」**と呼ぶものがあります。「英雄ナポレオンが3時間しか眠らなかった」という根拠不明の神話を、愚かにも信じてしまっているのです。そして、次のような三段論法で睡眠を削ろうとしています。

「ナポレオンは3時間しか眠らなかった。ナポレオンは英雄で、俺だってビジネスの英雄

だ。ゆえに、3時間しか眠らないで働くぞ！」というものです。

ご苦労なことです。それで本当に働けるのなら、どうぞ、やってみてください。心から成功をお祈り申し上げます。

しかし、賢明なる読者の皆様は、どうかこのような愚かな発想に陥ってはなりません。ナポレオンは、実際には眠っていました。ナポレオンの側近だったブーリエンヌが遺した回顧録によれば、1日に6〜8時間は寝ていて、さらに会議や馬上でも居眠りをしていたそうです。

おそらく、普段は寝坊助の彼が、いざ戦闘となると大して寝ないでもいられたので、その対照が際立っていたため、そこからナポレオン短時間神話ができあがったのでしょう。むしろ、ナポレオンが普段しっかり眠っていたからこそ、予備能力があったと理解するべきかもしれません。

あなたは毎週月曜日、ギリシャから時差ボケ出勤している!?

私の診察室には世界地図が張り出されています。何のためかといえば、日曜日に朝寝坊した人の月曜日の状態を示すためです。多くの人が平日に睡眠不足をため込んで、それを挽回しようとして、土日の朝は遅くまで寝ています。それは一概に悪いとはいえませんが、起床時刻が大きくずれる点が欠点です。

インターネットの健康関連のサイトを見ると、**月曜の朝の憂うつ**についてかなりのコメントがなされています。この現象は、**ブルーマンディ**という英語もあるくらいで、日本だけの問題ではありません。ネット情報を見ると、原因についても、対策についても、あれこれいわれています。しかし、そのなかで驚くべきことに「睡眠相」のずれのことを指摘している人はほとんどいません。

人間の身体は、24時間単位でリズムを刻みます。これを**「概日リズム」=サーカディア**

ン・リズムと呼びます。昨日の同じ時刻に眠り始めたのなら、同じく眠くなり、昨日の同じ時刻に目覚めたのなら、同じく目覚めます。これが**「睡眠相」**です

月曜日の朝、毎週のように憂うつだという人は、是非とも**日曜日と月曜日の起床時刻の差**をチェックしてみてください。その差が大きければ大きいほど、月曜朝の憂うつも大きいはずです。

たとえば、平日は朝6時に起きる人がいたとします。その人が日曜日は9時半まで寝ていると、翌日の月曜は朝9時半まで、体は眠っていたくなるものなのです。その差は**3・5時間。インドと日本の時差**に相当します。

以下、日曜朝の起床時刻を基準に世界地図に当てはめてみると、**10時ならタジキスタン、11時ならアフガニスタン、12時だとカタール、午後1時だとギリシャ**ということになります。

日曜に昼過ぎの1時まで寝ていた人が、翌月曜日に朝6時に起きなければならないとは、すなわち、毎週月曜日、アテネから成田まで飛行機で出勤するようなものです。異様な倦怠感と意欲の低下、さらには、頭痛やふらつきすら自覚しても仕方はありません。

何しろ、からだのほうは、「まだあと7時間眠っていたい」状態です。からだはまだギリシャのまま、アクロポリスの丘の夢を見ています。

すなわち、月曜朝の憂うつは、端的にいって時差ぼけだったのです。

生活習慣から睡眠をはずした旧厚生省

厚生省（現・厚生労働省）が**「生活習慣病」**という概念を使い始めたのは、1996年のことです。それまで「成人病」と呼んできていたのを、年齢区分より病因に結びつけた呼称に変更しました。その背景には、行政の予防医学への強い関心があり、とりわけ生活習慣の改善に焦点が当てられたのでした。

「生活習慣病」概念の確立には、**ベロック&ブレスロウ**が、1972年に発表した、「健康状態と健康習慣の関係」(Relationship of physical health status and health practices) という論文が大きくあずかっています。

そこでとりあげられた健康習慣が、その後の生活習慣病療養指導の基本項目となりました。**適正な睡眠時間、禁煙、適正体重、飲酒量の適正化、定期的な運動、毎日の朝食摂取、間食の制限**などです。

ただ、意外なことに、本邦行政は生活習慣病の概念を導入するときに、**「適正な睡眠時間」だけは除外**しました。理由はわかりません。しかし、その後今日に至るまで厚生労働省は、健康習慣として睡眠をとりあげたことはほとんどないし、生活習慣病として精神障害をとりあげたことも一度もありません。このことは、「都市型うつ」の療養指導が、他の慢性疾患に大きく後れをとる元凶となりました。

その後、行政は、「メタボリック・シンドローム」なる聞きなれないカタカナ語を発見し、この依然異論の多い症候群を流行病に仕立て上げました。診断基準も不完全で、基準値の根拠もあいまいなこの概念のために、行政は膨大な対策費を傾注し、国民は一斉に腹囲を測り始めたわけです。

一方で、国は、睡眠にはいっさい触れませんでした。国民の睡眠軽視の傾向に、行政として警鐘を鳴らすことをしませんでした。私は、それが結果として「うつ病」が増加し、自殺が1998年以降毎年3万人を超えることとなる一因をつくったと考えています。厚生省が睡眠を健康習慣のリストから除外したことは、健康政策として失敗であったと思わずにはいられません。

飲んで寝るのは気絶するようなもの

灯ともし頃ともなると、盛り場の居酒屋の光が見え、そこに誘蛾灯に誘われる虫たちのように大勢の男たち、女たちが集まってきます。居酒屋は、都市文化そのもの。居酒屋のない都市というものは存在しません。町ができれば、そこに居酒屋ができ、人が集まり、人の輪がまた、新しい文化を作る。

しかし、くれぐれも飲み過ぎは控えましょう。飲酒はこと睡眠から見ると、健康的な習慣とはいえません。とくに度を越した深酒は、内臓だけでなく、睡眠にも大きな障害を与えてしまいます。「よく眠れないからお酒を飲む。飲まないと眠れない」と言う人がいます。その場合、私はこう言います。

「飲んで寝るのは、眠っているというより気絶しているようなものです」

飲み過ぎた翌日、前夜の記憶がないことがあります。それは飲酒による一時的な記憶障害、医学的には「急性アルコール中毒による意識障害」と診断されます。要するに酒を飲んで気絶していたわけです。

気絶は睡眠とは違います。見た目には同じであっても生体にとっての意味が違います。睡眠に本来備わるメンテナンス機能は十全には働いていないと見るべきです。

脳波をとると睡眠の深さがわかります。睡眠は、第1段階から第4段階まであり、さらにその先にレム睡眠、つまり、夢を見ている段階がきます。健康な睡眠には、睡眠時間全体に占める各段階の健康な比率というものがあって、とくに**第3、第4段階の比率が睡眠の質**に大きな影響を与えます。深い睡眠がある程度なければ、質のいい睡眠とはいえません。

アルコールは、これら第3、第4段階を大きく損ないます。結果として浅い睡眠ばかりが多くなってしまい、睡眠の本来担っているメンテナンス効果が損なわれてしまうのです。

睡眠、とくに**深い睡眠には、自律神経、ホルモンを介して、血圧を下げ、糖尿病リスクを下げるといった作用があります。**しかし、深い睡眠が減ると糖尿病や高血圧のリスクが高くなるというデータが出ています。飲酒による深睡眠の減少も、同様の結果をもたらすと考えられます。

また、酒が切れたころに、突然覚醒してしまい、その後一睡もできないまま朝を迎えるということがあります。酒の血中濃度が低下した結果、かえって眠れない状態ができてしまったわけです。さらには、アルコールには利尿作用があるので、尿量が増えてトイレに行きたくなります。

それでますます睡眠のリズムが崩れていくわけです。いずれにしても、**お酒は睡眠にとって味方ではなく、むしろ敵だ**ということを知るべきでしょう。睡眠薬がわりの寝酒は、睡眠を悪くするとお考えいただきたいと思います。

睡眠導入剤は睡眠の質を損ねる

アルコールが睡眠の質を損ねることは、飲酒している人は多かれ少なかれ実感できていることでしょう。しかし、まさか、睡眠薬までが睡眠の質を損ねているなどは、おそらく多くの人が聞けば驚くことであろうと思います。

じつは、今日、汎用されているベンゾジアゼピン系睡眠薬というものは、おしなべて睡眠の第3、第4段階を減らします。浅い睡眠ばかりを増やすことになります。つまり、アルコールが睡眠の質を損ねたのと同じことなのです。

「日本睡眠学会」などの専門家たちは、今日、睡眠薬を2種類も3種類も飲むことを推奨していません。**睡眠薬は1種類に限るべき**としています。睡眠薬は飲めば飲むほど深く眠れるというわけではなく、むしろ、自然な睡眠が損なわれ、人工的な睡眠ばかりが増えることになります。

そのうえ、ベンゾジアゼピン系薬剤には、依存という深刻な問題があります。睡眠薬で眠る癖をつけてしまえば、「薬がないと眠れない」状態になります。

『ランセット』という世界的に有名な医学雑誌に2007年に掲載された論文によれば、**ベンゾジアゼピン系の依存の程度は、ヘロインやコカインと比べれば低いが、アルコールやタバコと同程度で、マリファナやLSDよりも強い**とされています。

ベンゾジアゼピン系のなかでも、日本では「ロヒプノール」や「サイレース」という商品名で知られるフルニトラゼパムという薬剤は、アメリカでは規制物質法で厳しく使用を制限されており、州によっては麻薬並みの扱いです。日本では当たり前のように使用されている睡眠薬が、北米では持ち込むことすら許されないドラッグとされているのです。

さらにいえば、ベンゾジアゼピン系薬剤は、やめることがきわめて難しい薬です。毎日服用していると、身体がこの薬剤に無理に慣れようとしてきます。そうなったところで、この薬剤を急にやめると、身体が薬のない状態に驚いて、あれやこれやの症状を出してきます。

いらいら、不安、緊張、パニック、震え、冷や汗、吐き気、むかつき、動悸、頭痛、さ

らには人によっては幻覚まで現れます。こういう不快な症状を避けるために、つい、迎え酒を飲むように、薬剤を飲んでしまいます。そうして、**いつまでたってもやめられない**状態が続くわけです。

特攻隊員も飲まされたドリンク剤

都会人たちは、スイッチを切るように眠り、スイッチをつけるように目覚めたがります。その結果、眠るのに睡眠薬の力を借り、朝、元気を出すのに栄養ドリンク剤の力を借りようとします。

「疲労回復、滋養強壮」と銘打つドリンク剤は日本には多数、出回っています。駅の売店で疲れた表情のサラリーマンたちが、ドリンク剤を買って、その場で飲んでいる様子は、日本の都市の見慣れた風景といえるでしょう。

しかし、ドリンク剤の源流をさかのぼれば、**「航空戦略補強液」**につながると聞けば誰しも驚くことでしょう。平凡社の『世界大百科事典』によれば、「航空戦略補強液」とは、出撃していく航空兵のために作られたもので、中身は、**ビタミンB群、糖みつ、クエン酸、それに覚せい剤**などであったといいます。

覚せい剤まで飲ませれば、疲労に対する感覚も恐怖感すらもマヒしますから、疲れ知らずで飛び続け、挙句の果てに敵機に突っ込むこともできます。こんな風にして、「天皇陛下万歳！」と言いながら無数の生命が太平洋の藻屑と消えたわけです。

でも、似たようなドリンク剤を今日でもサラリーマンたちが飲んでいます。日本人の精神構造は戦時中とほとんど変わっていないのかもしれません。もちろん、現在市販されているドリンク剤には、覚せい剤は含まれていません。しかし、その他の成分は、「航空戦略補強液」とほとんど変わりないといわれています。

実際、疲労回復には、休むこと、眠ることが一番だということくらい子どもでもわかりそうなものです。休むことも眠ることもせず、それでも精力的に働き続けるなど、人間ではなく、モンスターにすぎません。

しかし、ドリンク剤を飲んでいるモンスター志願者たちの場合、その本質は、生活習慣の破綻にあります。これを「不摂生」といって非難することはかわいそうですが、いずれにしても自らの生活習慣を変えることなくして、さして効果など期待できないドリンク剤1本で「元気になれる」と空想することは賢明とはいえません。

ただし、日本の組織自体に先輩が後輩に**「寝ないで頑張る」価値観**を植え付けている点は、きわめて罪が重いといえます。太平洋戦争の末期にあって、必敗を承知で戦い続ける兵士を激励したのは精神論でした。その極致こそ特攻出撃であり、20歳前後のイノセントな若者に大和魂という精神論を注ぎこみ、戦史上も類例のない悲壮な戦いへ駆り立てたわけです。

この愚かな国民性は今でも大して変わっていません。昨今、暗示にかかりやすい若者を洗脳して自爆テロへと向かわせるイスラム過激派のことがしばしば話題に上ります。しかし、自爆テロ並みの過酷な仕事を課している、いわゆるブラック企業だってあります。疲労も度が過ぎれば、現状を疑う思考力が失われますから、意思のない操り人形のように働き続けることとなります。

そもそも日本のドラッグ文化が、麻薬中心ではなく、覚せい剤であるというのも、日本人のメンタリティを象徴しているのかもしれません。麻薬でトロッとするより、覚せい剤でギンギラギンになりたいわけです。この国では、ドラッグ文化にすら、勤勉な国民性が反映されているのかもしれません。

暗すぎる朝、明るすぎる夜

日本が眠らない慢性疲労列島と化した背景には、国民性に加えて、人工照明の影響も大きいものがあります。エジソンが電球を発明して以来、都市に住む人々の明暗の環境は激変しました。

ヒトは昼行性の動物です。進化の過程で、明るい光を感じれば活動を開始しようとし、逆に、暗くなれば休もうとするようにプログラムされてきました。

朝、なかなか身体のエンジンがかからないとお思いの人は、朝目覚めたときにカーテンを開けて光を十分感じるといいと思います。そうすれば、光によって脳の司令塔が活動の号令を出します。

ところが、今日の都会人たちは自然環境と比べて、**朝は暗すぎ、夜は明るすぎる**環境のなかにいます。

「朝は日の出とともに目覚め……」が理想ですが、実際には、朝は暗い室内で目覚まし時計とともに目覚めます。晴天時の屋外の自然光は1万ルクス程度。それに対し、照明がついた室内は、たかだか500ルクス程度ですから、朝は自然な明るさの20分の1の状態で目覚めます。一方、夜、日が沈んで星が瞬くころになれば、夜間の屋外はわずか5ルクス程度しかありません。それに対し、照明がついた室内は500ルクス。100倍も明るい環境で過ごしていることになります。

すなわち、自然の状態と比べて、私どもの身体はわずか20分の1の明るさのなかで朝を迎え、夜ともなれば100倍もの明るさのなかで数時間を過ごしてから、眠ることになります。

明るい朝と暗い夜になじんできたはずの体は、今では、**暗すぎる朝を迎え、明るすぎる夜を過ごす**ことになっています。

ヒトは夜行性の動物ではない

都市は24時間眠りません。都会人は、いまさら漆黒の夜空に満天の星の煌きを求めるほどロマンチストではありません。しかし、繁栄の象徴のように明るさを競う光には、私は一抹の不安を抱きます。

いったい、人は眠らなくてもいいのでしょうか？

都会人たちは、不眠自慢を武勇伝のように語ります。が、不眠が健康を損なうという事実を知りません。そもそもそれは、ヒトという昼行性の動物にとって、不自然なことなのです。

1974年、アフリカのエチオピアで**318万年前の猿人の骨**が発掘されました。人類の始祖といわれるアウストラロピテクスの骨で、初めて二足歩行したそのメス猿には、**ビートルズの名曲「ルーシー・イン・ザ・スカイ・ウィズ・ダイアモンズ」**にちなんで**「ルーシー」**と名付けられました。

ルーシーが歩き始めたころ、地球には電気はありませんでした。アフリカの大地は、日の出とともに明るい陽射しが降り注ぎ、日の入りとともに月と星の美しい夜を迎えました。

二足歩行を始めたルーシーは、樹上で暮らしていたころと比べれば、木登りは下手になりましたが、その分、かつてとは比較にならないほど広い範囲で食物を探すことができるようになりました。それも嗅覚を頼りに探すのではなく、視覚を発達させて、遠いところの食物を発見して、歩いてそこに到達するようになりました。

そもそも霊長類は、その最も古いサルである**原猿類にあっては、夜行性**でした。夜行性の動物にとって、**視覚世界はモノクローム**であり、むしろ嗅覚によって食物を探すしかありませんでした。

しかし、進化の過程で**昼行性**に変わり、それによって**色彩で物を識別したり、立体視が**

できるようになりました。こうして遠いところにあるもの、高いところのものも、見つけることができるようになりました。

食生活も変わりました。かつては、昆虫や小さな果実を食べていたのに、大きな果実や葉っぱも食べるようになりました。**植物繊維を摂る**ようになると、これまでと違って消化のために少々長い時間がかかります。こうして、**昼間動いて食物を摂取し、夜、眠って、植物繊維を消化する**というサイクルを確立しました。

それから歳月を経て、ルーシーは、「ヒト」、ホモ・サピエンスに進化しました。以来、彼女の昼行性のＤＮＡは、そのままヒトに引き継がれています。**私たちのＤＮＡには、夜、十分眠らなければ、心身がおかしくなるようプログラムされている**わけです。

太陽が上り、明るくなれば食べ物を探し、果実を見つけて頬張り、太陽が沈めば、静かに目を閉じる、ルーシーはそんな生活を送っていました。そのシンプルな繰り返しが、命あるかぎり続けられ、また新たな命へと継承されて、３００万年の歳月が過ぎ、今の私たちがあります。

私ども都会人も、皆、ルーシーの末裔です。私たちのＤＮＡには、アフリカの大地の記憶が残されています。ルーシーは不夜城には棲めません。日の出とともに目覚め、日の入りとともに月と星の下で眠ったあの生活こそが、ルーシーの姿です。そして、それはまた、私たちの自然な姿でもあるのです。

第3章
うつを予防する7つの方法

「都市型うつ」は病名ではない

「都市型うつ」という言葉は、精神医学の病名ではありません。私が臨床診療のときに便宜的に使っている呼称にすぎません。

精神症状としては、うつ・不安・不眠。しかし、そこには例外なく身体症状としての易疲労感、倦怠感があります。それらが**生活習慣**と密接にかかわっています。慌ただしい都市生活の現実がそこにはあります。

都会のビジネスパーソンにも実践可能な方法としてまとめたのが、これから提案する**『都市型うつ』予防7つの方法**」です。しかし、個人差のある健康法に、完全というものはありえません。ただ、これまで以下の予防法をまったく実践していなかった人が、1つでも実践すれば、その分だけ確実にメンタルの状態は改善します。もし、7つすべて実行すれば、メンタルの状態は格段に向上することでしょう。

「都市型うつ」予防7つの方法①「週50時間睡眠」

睡眠時間の理想は、1日7〜8時間とされています。

生活習慣病と睡眠時間との関係については、広く研究されていて、それらによれば、糖尿病の発症リスク、メタボリック・シンドロームの発症リスク、抑うつ傾向から死亡率に至るまで、おしなべて睡眠時間7〜8時間が最も低く、それより長くても、短くても、リスクは上がるとの結果でした。**睡眠時間は、長すぎても、短すぎてもよくない**のです。

もちろん、体質的に**〝ロング・スリーパー〟**はいます。私の診ているある女性サイエンティストは、徹夜で実験をやるような元気のいい時期もあれば、ふさぎこんで何もする気にならない時期もある人で「躁うつ」の気分変動を持っている人です。

この人については、もう何年も睡眠日誌を使って睡眠時間をモニタリングしています。この女性は例外的な〝ロング・スリーパー〟で、睡眠時間を7〜8時間にすると、数日以内に抑うつ的となり、仕事のパフォーマンスが極度に低下します。睡眠時間を9時間前後にすると最も快調に動けるようです。

彼女には、

「1日の持ち時間は15時間だと考えてほしい。普通の人は7時間睡眠だから、残りの持ち時間は17時間。それより2時間少ない。だから、15時間を有効に使うようにしてほしい」

と指導しています。自分の体質を理解してからの彼女は、22時就床、7時起床のリズムを続けていて、実に生産的な研究活動を行っています。

では逆に〝ショート・スリーパー〟という人はいるのでしょうか。

私は、平均睡眠時間が6時間を切っても快調に仕事をしているという人を診たことがありません。もちろん、「俺の睡眠時間は5時間」などと豪語している人がいます。

私の以前の同僚などもそうでした。しかし、彼によく尋ねてみると、休日に超長時間睡眠をとっていたり、平日の午後に毎日昼寝をしていたり、移動中に眠るなどして、日ごろの睡眠不足を補っていました。彼自身は、「俺は寝なくても大丈夫」と言って威張っていましたが、傍から見ていると、会議中も寝ているし、移動中も寝ているし、午後、彼の部屋に訪ねていったら、昼寝しているしで、彼の言葉とは裏腹に「いつも寝ている」ようにしか見えませんでした。

ともあれ、必要な睡眠時間は1日7〜8時間なのですが、これを毎日のノルマとすると、忙しい都会人には難しいでしょう。もちろん、来る日も来る日も、23時に就床して、6時に起床するような規則的な生活が送れれば、それが理想です。しかし、納期が迫っているとか、トラブルが発生して急いで事後処理に当たらなければならないなどの場合もあります。私ども医者の場合でも、当直が入れば、その日の夜は眠れない可能性があります。

となると、毎日、判で押したように7時間の睡眠をとることは不可能です。

そこで少し妥協して、**「週50時間睡眠」**としましょう。

そして、昨夜眠れなかったら、今夜はしっかり眠る。今夜も眠れなければ、明日こそ長く眠る。そんな感じで、睡眠の収支バランスを2、3日でとるようにします。**最悪でも7日間で収支バランスを合わせる**ことにしてみましょう。

「都市型うつ」予防7つの方法②「3日に1度、睡眠負債を返す」

都市の多くの人は、平日寝不足気味で、休日に普段より遅くまで眠って、不足した睡眠を挽回していることでしょう。これは、もちろん必要なことであり、それなくしては、月曜日に先週の疲労を背負い込んだまま新しい1週間を始めることになります。週末に寝不足の借金は返済しておくべきなのです。

休日の睡眠時間と平日の睡眠時間の差を、「睡眠負債」（sleep debt）といいます。「睡眠負債」が大きいほど、平日の睡眠不足が大きく、週末に挽回すべき寝不足の借金が多いことになります。

「睡眠負債」は小さいほどよく、とくに年齢とともに小さくしていくべきです。その負債を休日の長時間睡眠で挽回する能力は、年齢とともに低下していきます。徹夜ができなくなったり、短時間睡眠の連続に耐えられなくなったりすると、誰しも年を感じます。

年齢とともに〝無理〟がきかなくなる、といわれますが、その場合の〝無理〟とは睡眠負債を1、2日で一気に挽回する力のことです。年を重ねるとともに「睡眠負債」に耐えられなくなりますので、平日から十分な睡眠をとり、週の後半に寝不足の借金を抱え込まないことです。

若い世代は、多少の「睡眠負債」を作るのは仕方ないかもしれません。しかし、その場合、週のなかほどに早め帰宅、早め就床日をもうけて、週の前半に溜め込んだ「睡眠負債」をいったん返済するといいでしょう。いわば、**週のなかほどに踊り場を作る**わけです。たとえば、水曜の夜、早く床に入って、月曜・火曜に溜め込んだ「睡眠負債」を返済し、次に、日曜に長く眠って、木・金・土に溜め込んだ睡眠負債を返済するのです。

睡眠は、それほど貯金はききませんが、借金を返済することはある程度可能です。寝不足は、翌日、翌々日に挽回することができます。ただ、5日も6日も寝不足の借金を溜め込むと、それを日曜だけで一括返済することは困難。そこで週の半ばにも返済する。いわば、分割払いにするわけです。

「都市型うつ」予防7つの方法③「定時起床、就床は早めに」

「週50時間睡眠」をノルマとした場合、課題はいかにして平日に発生してしまう「睡眠負債」を返済するかでしょう。そのためには一週間のスケジュールをよく見て、「今週は、何曜日に帰宅が遅くなりそうか。何曜日なら早く帰れそうだ」と予測して、ある程度、計画的に睡眠時間をとらなければいけません。

一週間の予定をよく見れば、**1日や2日は、仕事量が少ない日があるはず**です。そんな日を狙って、睡眠時間の挽回を試みるのです。そのとき大切なことは、**「早め就床」**を心がけることです。

問題は週末です。どうしても起床時刻が遅くなってしまいます。人によっては、明日が休日だと思うと夜更かししてしまい、就床時刻すら遅くなり、結果として就床・起床時刻が遅れてしまって「睡眠相」が全体として後ろにずれ込みます。

「睡眠相」の遅れには、メンタルの不調をもたらすリスク要因が隠れています。平日6時に起床している人が、休日は11時まで眠っていたとすると、5時間の時差が体内に生じます。つまり週末は、身体がアラブ首長国連邦の現地時間になり、月曜日にアブダビから出勤する感じになるのです。

これは体に大きな負担をかけます。ラクダの背中に乗ってのんびり出勤できるのなら、まだいいかもしれませんが、実際には満員電車に乗り込まなければなりません。

身体のリズムは起床時刻によってリセットされます。そのため週末に起床時刻を大きくずらすと、月曜日の朝に、つらい結果が待っています。体の時計をずらさないためにも、できることなら早めの就床で補うほうがいいのです。

そして重要なことは、**朝寝坊はプラス2時間程度**にとどめることです。平日に6時に起床しているのならば、日曜日は8時ぐらいまでには起きるようにしてください。この起床時刻の時差が2時間くらいならば、さほど体はダメージを受けないでしょう。

もっとも若い世代の場合、休みの前日は夜の街に出たい気持ちもあるでしょう。そうなるとどうしても「睡眠相」は遅れます。その場合でも、日曜朝の寝坊は最小限にして、その分、長めの昼寝をとるといいかもしれません。

「都市型うつ」予防7つの方法④「30分のハーフタイム」

昼寝はいいか悪いか——。結論からいえば**「午後3時前後の昼寝は悪くない」**となりそうです。最近では、このような仮眠を**「パワーナップ」**と呼んで推奨する動きもあります。**スペインのシエスタ**はよく知られています。昼下がりともなれば、店も会社も閉めます。皆、室内にこもって、国中で昼寝をしています。この習慣は、他の地中海諸国にもあり、アジア・アフリカ諸国でも見られます。

しかし、日中の紫外線が強くない高緯度地域では見られません。なぜ、日差しの強い国にかぎって、午後外出を控えて昼寝する文化が定着したのか。そういえば、紫外線は細胞分裂にとって有害です。もしかすると昼寝は、生物進化のうえで合理的な適応方略なのかもしれません。

日本の緯度は、実はとても低く、主要国首脳会議（G8）のなかで、東京より南に首都をもつ国はありません。ですから、日本人は高緯度の欧米主要国よりも、むしろ南欧の文化をこそ参考にするべきかもしれません。

少し世界地図を広げてみましょう。東京は、マドリッドやアテネどころではありません。チュニジアのチュニスやアルジェリアのアルジェなどのサハラ砂漠の都市よりも、さらに南に位置しています。日本は、かなり「南国」なのです。

そもそも日本では、古くから、主に**職人たちの間で昼寝をする習慣**がありました。たとえば、早朝から屋外で働く大工たちです。今でも彼らは、疲労回復のために、昼食後に木陰で昼寝をしています。

人間の身体は、覚醒している時間の中央に、心身の活性が低下する時間帯があります。たとえば、23時就床、6時起床のリズムで毎日生活している人にとっては、起床して8～9時間後、つまり、**午後2時から3時ごろ**です。この時間帯は、注意力を維持することが難しく、交通事故の頻度も高まります。

そこで、いわば**「ハーフタイム」**をこの時間にとって、仮眠をすることは、生理学的に理にかなっています。**コツは時間を15分から30分程度にとどめること。**30分を過ぎ、眠りが深まって、第3ないし第4段階まで達すると、目覚めたときにかえって頭がぼんやりしてしまいます（**「睡眠慣性」**）。

逆に、睡眠が浅すぎれば、疲労回復の効果がありません。昼寝時間は長からず、短からずが重要で、第2段階にとどめておくのがコツです。これを時間にすると30分以内ということになります。

私の職場でも、同僚教授たちのなかに、午後、自室で仮眠をとる人がいます。私自身も外来診療が終わった直後は「白く燃え尽きた『あしたのジョー』」のような状態ですから、まったく仕事になりません。医師の場合、失敗が許されない立場です。だから、眠気を我慢して仕事をするぐらいなら、少し眠ったほうがいいのです。

自分の部屋がなく、ソファがない場合は、昼食を早めにすませて残りの時間を机に伏して眠るのもいいことでしょう。

「都市型うつ」予防７つの方法⑤「アルコールのコントロール」

アルコールの許容量については個人差があります。しかし、個人差がどうであれ、自分の許容量を知っておくこと、毎日の飲む量を自分なりにコントロールしておくことは、とても大切です。「最近、飲む量が増えた」あるいは、「飲む機会が増えた」となれば、すでに「都市型うつ」のリスクが生じていると考えるべきです。

毎日飲んでいる人なら、１日おきにする。１日３合程度を飲む人は、２合にとどめる。２合飲む人なら１合にとどめる。それでも倦怠感、頭痛などの不快な症状が抜けない場合、**いったんは完全に断酒すべき**でしょう。

仕事の重要性を考慮して、前日の酒量を調整することも、プロフェッショナルなら必要です。「明日は先発」という日に、プロ野球の投手が酒をたくさん飲むことはしません。「明日、長時間の手術」とわかっておれば、外科医は飲むよりもまず「眠っておこう」と考えます。

重大な商談を控えた営業マン、数ヵ月にわたる極秘取材を続け、ついに、明日その成果を記事にしようとする新聞記者、明日議会で重要な質問をしなければならない議員、同じく、そろそろ議会から質問が通告されると待ちかまえている官僚、こういった人たちが飲んだくれているようなら、そもそもプロとしての資質に疑問符がつくことでしょう。

プロの仕事人には「勝負に出る」日があります。こういうときは、その日のために体調管理を何よりも優先するべきです。極論すれば、**酒など引退してからいくらでも飲める**わけですから、プロの仕事人としての真剣勝負に全力を注ぐことをこそ優先すべきでしょう。

「都市型うつ」予防7つの方法⑥「万歩計で歩数チェック」

ここまでどちらかというと睡眠の意義を説いてきたのですが、より正確には「睡眠と活動のサインカーブ」が重要なポイントです。

人は、基本的に**7時間睡眠、17時間活動、7時間睡眠、17時間活動……のサイクル**を続けます。これを1年３６５日、70〜80年続けるのが人生ということになります。読者の皆さんにおかれましては「７・17、７・17、７・17、７・17」のリズムで、夜間の睡眠と日中の活動のおりなす周期がサインカーブを作っているようなイメージをもってみてください（図表５）。

このサインカーブは周期が24時間、しかし、振幅は人によってまちまちです。ただ、**年齢によって振幅は徐々に減衰していく**と考えるべきです。

若いころは、ガンガン働き、疲れ切ってぐっすり眠っていました。だから、活動による疲労蓄積と睡眠による疲労回復とが、大きな振幅をなしていました（図表６）。

逆に、病床にある高齢者で、今や人生の最後の旅に立とうという人の場合、昼間も臥床がちでウトウトし、夜も眠れずにトイレに何度も起きるなどして、日中の活動も少なく、夜間の眠りも浅くなっています。結果として、サインカーブは振幅が小さくなっています（図表７）。最終的にサインカーブが振幅を極小化し、ついに平坦になったときが、「御臨終」ということになります。

図表５　ストレスと回復のサインカーブ

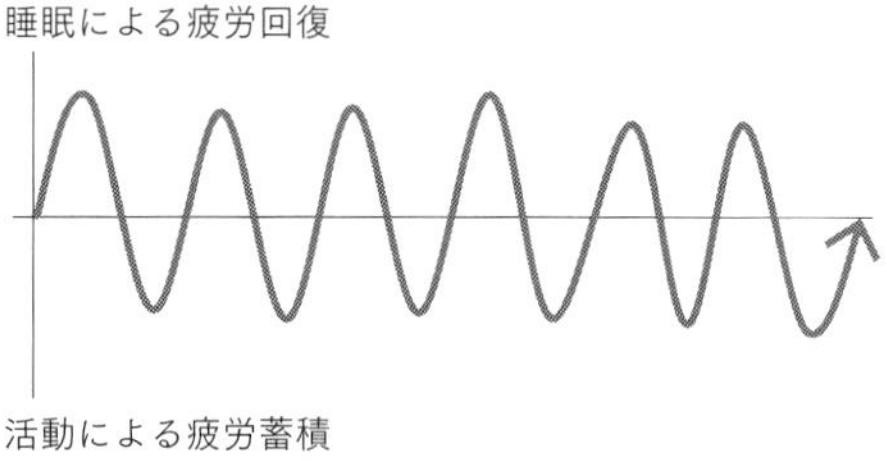

図表６　ストレスから回復しきれない：働き盛りは寝不足

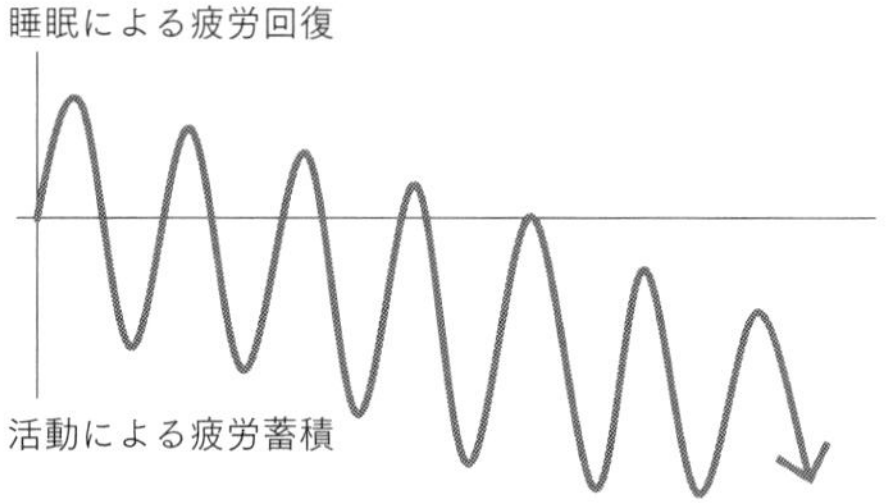

図表７　昼間不活発、夜浅眠：高齢者はメリハリに乏しい

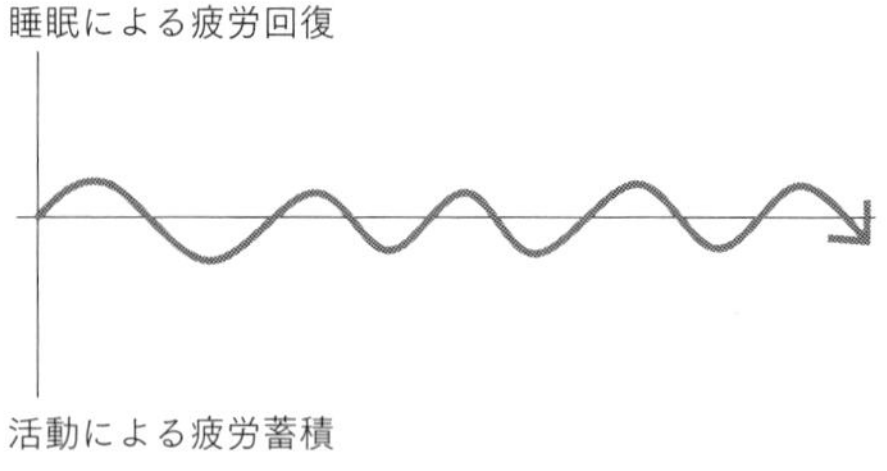

さて、都市に生きる私たち、とりわけ齢40もすぎ、人生の折り返し地点を回った人は、この「振幅の減衰」とどう向き合うかというのが課題です。振幅が減衰していくのは、年齢によるものであり、ある程度は受け入れなければなりません。しかし、年齢による衰えを越えた、急速な減衰には注意が必要です。

振幅を小さくしないためには、どうすればいいか。そのためには、**7時間の睡眠の振幅を深くするのではなく、17時間の活動のほうの振幅を深くする**ことが必要です。

7時間の良好な睡眠とは、17時間の活動がもたらす「ご褒美」のようなものです。活動の結果得られる適度の疲労こそが、その後の睡眠の質を高めます。

「活動なくして睡眠なし」、「疲れなくして眠りなし」――。つまり、17時間をどう過ごし、どう疲労するかが問われます。

必要なのは肉体疲労です。精神疲労ではありません。ここに都会人にとって難関があります。都市の主役たちは、工業製品を作るブルーカラーワーカーより、むしろ知的価値を創るホワイトカラーワーカー。肉体の疲労より、精神の疲労にこそ、悩んでいる人たちです。

精神的に疲れている人に、さらに「肉体を疲れさせよ」などと追い打ちをかけると、「何と残酷な」とお思いかもしれません。しかし、**精神が疲れているからこそ、良好な睡眠が必要で、良好な睡眠のためには、適度な肉体疲労が必要**です。それなくしては、精神の疲労は、解消されません。

困ったときは、318万年前の猿人ルーシーに学ぶのが一番です。彼女はどうしていたのでしょうか。彼女は二本の後肢で立ち上がり、肢先を支点にし、腰を回転させて、左右の後肢を交互に使って前進する方法を編み出しました。

これが直立歩行です。以来、ヒトは、長時間、直立姿勢を維持し、下肢を安定させつつ大股で歩くことを可能ならしめるために、大腿、体幹の筋を発達させ、前肢(上肢)を短く、後肢(下肢)を長くしてきました。

私どもの身体は、ルーシー以来の300万年の進化の過程を経て、直立歩行に適した体型になっています。直立歩行に必要な筋肉を大きくし、そこで大きな酸素・ブドウ糖消費が行われています。大きな筋肉をある程度使って、相応のブドウ糖消費を行わせて初めて健康を維持できるような身体になっているのです。

したがって、健康を維持し、適度な疲労を得るためには、背筋、大臀筋、大腿四頭筋などの大きな筋肉を使うことが一番です。要するに、**「立って、歩く」**という基本的なことを行うことが大切なのです。

それにしても、私ども都会人は、ルーシーと比べていかに歩かなくなったことか。アフリカ大陸で食べ物を探して歩いていたルーシーは、「毎日がウォーキング」でした。栄養不足に悩むことはあっても、運動不足に悩むことはありませんでした。糖尿病やメタボリック・シンドロームなども無縁。そもそも、ルーシー以来、ヒトは飢えと闘ってきましたから、身体が低血糖になるのを防ぐために、血糖値を上げるホルモンばかりを何種類も発達させ、血糖値を下げるホルモンは、インシュリン1つしか発達させませんでした。

つまり、ヒトの身体は、血糖値を上げることばかり考えて、下げることをしないように作られています。そこに高カロリー食をとり続ければ、当然、糖尿病になってしまうわけです。

「都市型うつ」の効果的な〝治療〟として「歩く」ことは最適です。万歩計は廉価で入手できますし、スマートフォンに歩数計がはいっている場合もあるでしょう。１日に何歩歩いたかを、自分なりに記録しておきましょう。

電車通勤より車通勤のほうが、営業より内勤のほうが、現場担当より管理部門のほうが、運動不足のリスクは大きいと思われます。**週に5万歩前後といった目標**を掲げて、ある程度は自分へのノルマとしたほうがいいでしょう。

かくいう私も人のことを言えた義理ではありません。このところ、定期健康診断で収縮期血圧が引っかかるようになりました。同僚の、きれいな女医さんに言われてしまいました。

「先生は、患者さんに言うことを自分がやっていない。歩いて、汗かいて、塩分を飛ばしましょう。そうすれば血圧なんて下がります」

その通りです。私のようなのを、「医者の不養生」というわけです。

「都市型うつ」予防７つの方法⑦
『睡眠日誌』によるセルフ・マネージメント」

一番大切なことは、自分自身の健康の記録をつけることです。**「睡眠日誌」**、**「睡眠・覚醒スケジュール表」**、**「スリープ・ログ」**などの言葉をネットで検索してみてください。各種のサンプルが入手できます。それらが使いにくければ、サンプルを参考にして自作してみてください。エクセルを使い慣れた人なら、すぐできてしまいます。

記入する事項は、睡眠時間。しっかり眠れたら塗りつぶし、横になっていたけれどあまり眠れていなかった場合は斜線で記します。そこに、目標起床時刻・就床時刻を書き込むのもいいし、**余白に歩数や飲酒の有無を記す**のもいいでしょう。

「睡眠日誌」を書くことで得られることは、実に多彩です。睡眠・覚醒リズムを自分で意識することになります。また、24時間×7日ないし14日を1枚で見ることができるので、体調管理を7日単位で考えるようになります。１日や2日眠れなくても、その後、挽回すればいいということも、自分で睡眠日誌を書いていくことでわかってきます。

交代勤務の人などは、夜勤に入る前の日の過ごし方、夜勤明けの日の過ごし方などには、自分なりの工夫が必要です。その人それぞれの体調の作り方があると思います。「睡眠日誌」に記録をつけ、その際の体調を余白に記すなどして、どのようなコンディショニングが自分にとってベストなのかを研究してみてください。

働き盛りだけでなく、すでにリタイアした人にとっても「睡眠日誌」は有効です。その場合、**ウォーキングの時間や、歩数、昼間横になっていた時間など**も書き込んでください。

シニア世代にとっての課題は、眠ることではなく、立って歩くこと。高齢者では、骨の衰えも、筋の衰えも進みます。人間の筋肉や骨は、地球の重力に耐える生活をして初めて維持できるようにできています。

60歳以降の健康的な人の場合、下腿三頭筋（主にふくらはぎの筋肉）が1年で約2％も減少します。宇宙飛行士のように無重力空間にいると、毎日1％ずつ減少していきますから、約半年分に相当します（宇宙航空研究開発機構の大島博博士による）。

すなわち、**毎日、一定の時間、地球の引力に逆らう生活**を送らないと、筋力はあっという間に衰えてしまいます。実際、昼間からゴロゴロして、地上にいながらにして無重力のような生活を送っている高齢者がいかに多いことか。高齢者が不活発な生活に陥ると、メンタルにもフィジカルにも衰えていきます。

「睡眠日誌」によるセルフ・マネージメントを、「面倒くさい」などと考えないでください。毎晩、就床するとき、あるいは朝食の前に、直前24時間の記録を書けばいいだけです。

逆に、セルフケアを怠って、その結果、精神科を受診しなくてはならないとなると、その手間たるや大変です。「睡眠日誌」をつけるより、病院に行くほうがはるかに面倒です。通院時間、待ち時間、治療費……、こういう無駄を省くためにも、自分自身の健康状態を「睡眠日誌」で客観視することです。

第4章

「薬の出し入れ」ではうつは治らない

精神科医養成システムの欠陥

うつ病100万人時代は、精神科臨床の世界に混乱をもたらしました。30年前なら「ノイローゼ」とか「抑うつ神経症」と診断したはずの症状が、すべて「うつ病」になり、臨床現場は大混乱です。この大混乱の渦中にあるのが、本書でメインテーマとしている「都市型うつ」であることはいうまでもありません。

現在、精神科医たちは、「都市型うつ」への応対にはなはだ困惑しています。もし、ひとりひとりの精神科医が「都市型うつ」への備えができていれば、患者数が少々増えても対応できたはずです。

現状を見るかぎり楽観はできません。そこには**精神医学の教育の問題、精神科医養成システムのはらむ根本的な問題**が横たわっています。

「都市型うつ」は、都市化がもたらしたうつであり、都市生活の問題と密接にかかわって

います。薬だけでは治りません。原因の多くは、都市生活者特有の生活習慣の問題や対人関係のストレスにあり、それらに介入しないと治療になりません。

面接・対話を通して**生活習慣をめぐる指導や、対人関係に関する助言などを行うことを精神療法という**のですが、多くの精神科医は、指導・助言を行う習慣がありません。

この点は、本書の読者の皆さんにぜひ知っておいていただきたいことです。精神科医の養成システムには致命的な欠陥があり、医育機関たる大学病院に精神療法を教えられる教師はゼロに近いのが実情です。教授ですらそうであり、今日の精神科教授のなかで、精神療法を自信をもって語ることのできる人はきわめて少数です。

大学病院の研修指導は、教授回診とその後の症例検討会が中心であり、その点はテレビドラマにある通りです。それらを率いるのが教授であり、精神科医養成にとって教授の果たす責任は重大です。

しかし、教授の多くは、薬物療法については大変雄弁ですが、話題がこと精神療法に及ぶと、突然にして沈黙します。教授がこういう感じですので、部下たちは教授と同じく、

薬物療法に関しては実によく語りますが、精神療法については黙して語らず、ということになります。

教師陣がこのレベルですから、**多くの精神科医は、事実上、薬物療法しか学ばない**で成長していきます。精神療法も療養指導も教わったことがないのだから、できるはずがありません。だから薬を出すしかないのです。

学会は「うつに薬が効く」という太鼓判を取り下げている

学会は手をこまねいているわけではありません。日本精神神経学会、日本うつ病学会などは、向精神薬乱用問題についてメディアも厚生労働省も激しく批判していることを重く受け止めています。どちらの学会も、薬漬け問題に真摯に取り組んでいます。

とくに**「日本うつ病学会」は、2012年に大きく方向転換し、「大うつ病性障害治療ガイドライン」を発表**。そこで抗うつ薬の多剤・大量処方に警鐘を鳴らし、軽症うつ病では非薬物療法を推奨するなどしています。薬物療法については、軽症うつ病に「有効性を

示しえる治療法はほとんど存在しない」ことを指摘し、**「うつに薬が効く」という太鼓判を、学会自らが取り下げる**決断を下しています。

「日本うつ病学会」が「ガイドライン」を発表した背景には、「気分障害の薬物治療アルゴリズム」（「精神科薬物療法研究会」作成　初版１９９８年、改訂版２００３年）が関係しています。

これは、文字通り「薬物治療アルゴリズム」にすぎず、非薬物治療については触れていません。その結果、あたかも「薬物療法にあらずんば、うつ病治療にあらず」のごとき誤解を与えてしまい、薬物療法偏重のうつ病治療を招く結果となってしまいました。

その後、同アルゴリズムの最終改訂から10年近くが経過し、その間に「ＳＳＲＩ」（選択的セロトニン再取り込み阻害薬）の効果をめぐる深刻な疑義が提出されました。

こうした背景から、精神薬理学の最新の研究を反映させ、同時に現在の日本の医療体制や臨床の現実に即したガイドラインの作成が求められていました。

その最大のメッセージが、薬物療法推奨からの撤退であり、むしろ、精神療法や心理教育などの非薬物療法へのシフトを勧めるものでした。

「英語の話せない英語教師」のような精神医学教師たち

たしかに新ガイドラインで日本うつ病学会は、従来定説とされた「うつ病には薬が効く」という太鼓判を取り下げました。しかし、臨床の場では依然として抗うつ薬は使われています。

新ガイドラインが出たのに、うつ病臨床の現場には大きな変化は起きていません。依然として抗うつ薬が治療の中心です。正しいかどうかは別として、**「うつ病の治療＝抗うつ薬」という図式に変化は起きていない**のです。

これは、**医師の治療習慣というものを変えることがきわめて難しい**からです。医師の治療習慣を作るのは教育です。医学教育とは医師として思考する習慣を作ることであり、精神医学教育とは精神科医として思考する習慣を作ることです。

このようなときに、学会が「薬物療法より精神療法を重視する」と宣言したところで、すぐには変わりようがないのです。

日本の中等教育での英語教育は、ご存じのように、文法、和訳などが中心です。もっぱら読む英語、書く英語です。教師たちもそういう英語を指導してきました。そんなときに、突然、「これからの英語は、コミュニケーション力だ。レッツ・スピーク・イングリッシュ！」などと言われても、今日から教師たちがペラペラ英語を話し出すわけがありません。

同じことは、**精神医学教育における精神療法**についてもいえます。

昨日までは、教師たちは薬物療法だけを教えてきました。彼らは、**「うつの治療＝抗うつ薬の使い方」**だと思っており、それ以外に何も教える必要はないと考えてきました。「カウンセリングなどは臨床心理士にまかせておけばいい」と思っていました。精神医学の教師たちは、患者とのコミュニケーションが大切だなどとは思っていませんでした。

つまり、精神療法などまったく教えてきませんでした。それどころか、教師たち自身が精神療法を意識して実践してきていたわけではなく、自分でもどうしたらいいかわからないことを教えようがないのでした。

この点は、普段、英語をコミュニケーション・ツールとしてほとんど使っていない、多くの英語教師たちの現状と似ています。英語教師たちが日頃実践しているわけではない英会話を、生徒たちに教えられるわけがありません。

精神科の教師たちも、本人が実践しているわけではない精神療法なるものを、若手医師に教えられるわけがありません。本を読んで知識だけ仕入れて、それを教えてみても、説得力はありません。

英語を学ぶ生徒たちは、内心では、「じゃあ、先生、実際に外国人と英語で話してみてください」と思っています。思いは若手医師も同じで、「じゃあ、教授先生、実際に患者さんに精神療法を行っているところを見せてください」と思っています。

若手医師は、実際に指導医の診察する様子を見る機会がありますが、そこで行われていることといえば、精神療法とは呼べないシロモノです。

「…はい、…はい、…はい」と五秒ごとに相槌を打って、最後に「じゃあ、薬出しておきますね」でおしまい。それを「傾聴・支持・共感」という精神療法のスキルだと強弁してみても誰も納得しません。

薬物療法偏重はこれからも続く

学会が「うつに薬が効く」という太鼓判を取り下げたといっても、それでも精神科医の教師たちは薬を使うでしょう。患者の声に耳を傾ける精神療法をまったくしていなかった人が、ある日突然精神療法的に語りかけるということはありえません。英会話を日常生活で行っていない教師たちが、「会話力こそ重要」と言われたからといって、急に英語を話し始めるわけにはいかない。精神科医も同じです。

精神療法のスキルというものは、英会話と同じで、日々の積み重ねがあって初めてできるようになるものです。とくに、精神科医としての**早期教育が最も重要**で、この点も語学の習得と似ています。

残念ながら、日本の精神科医の多くは、幼児期に英語に触れていない日本人のようなもの。精神科医として一番大切な時期に、精神療法的に「聴く」「話す」ということを教わっていません。あとからあわてて本を読んで精神療法を勉強してみても、まったく板についてこないのです。

一方で、日本の精神科医には、薬を使うという治療習慣が長年にわたりしみついています。今さら、急には変えられません。

薬物療法偏重の精神科医が薬の処方をやめ、療養指導・精神療法中心の治療に切り替えることは、不可能ではないにしても、きわめて困難で、できるとしても限度があります。

それは、日本語を母国語として育ち、成人になって英語教師となって、もう何年も教壇に立っていた者が、突然、「ストップ・ジャパニーズ。スピーク・イングリッシュ!」と言われるようなもの。大変難しいことです。

今後、精神医学教師陣が世代交代し、現在、現役の精神科医が引退するまでは、間違いなく薬物療法偏重は続きます。

もし、精神科医としての幼児期から精神療法を行っている者が教師となり、彼らに育てられた者が一人前の精神科医になり、そういった人たちが地域の精神科臨床を担うようになれば、薬物療法偏重は解消するでしょう。

しかし、そもそも、それが実現可能なのかどうかもわかりません。英語教師が全員、ネイティブ・スピーカーなみに英語がしゃべれるような時代は、まず来ないでしょう。精神科も同じ。精神療法が板についている人ばかりが精神科の教師になる時代は、多分やって来ないでしょう。

このことはすなわち、**精神科医療における薬物療法偏重は未来永劫、続く可能性がある**ということです。

このままでは日本の精神医学界は世界から孤立する

「日本うつ病学会」が「軽症うつ病」は、薬を優先しない『ガイドライン』を打ち出したといっても、そう簡単に現場では右から左への方向転換はできません。

そもそも、この『ガイドライン』も、薬物療法の推進派から激しい反発を受けながら、一部の幹部たちの大英断の末に提出されたものでした。組織がどこもそうであるように、学会も一枚岩ではありません。この『ガイドライン』が出る前後から、推進派たちは「それでも薬は使うべきだ！」という論陣を張りました。

彼らは、「ＳＳＲＩ」ブームのときに、旗振り役を務めた人たちです。当然ながら、突然、梯子を外されたようなものなので、怒り心頭です。

「日本うつ病学会」が、薬物療法の推進派の猛反発を押し切って、薬物療法から撤退したのには、理由があります。このままでは世界の精神医学から取り残されるという危機感があったからです。

欧米では、抗うつ薬の効果については、「喧伝されるほど効かない」「有効性を示すデータにバイアスがかかっているのではないか」という噂は、'90年代からありました。そこへ、欧米の研究者たちが、公刊されることなく眠っていたデータを掘り起こして解析し直しました。その結果は、予想通り**「ＳＳＲＩ」の効果は、最重症例を除けば、ほとんど効果はありません**でした。

このような結果を受けて、世界中の学会が今世紀にはいって、軽症うつ病に対して抗うつ薬を第一選択から外しました。つまり、「薬が効く！」という太鼓判を取り下げ始めたのです。

この期に及んで日本の精神医学界だけが、いつまでも「それでも抗うつ薬は効く！」と強情を張るのは賢明とはいえません。「SSRI」は、欧米では'00年代にすでに懐疑論が蔓延していました。その頃、日本は「SSRI」ブームの真っ最中。いきなり「日本うつ病学会」が急旋回したので、誰もが驚いたのだと思います。

しかし、海外の動向を見れば、'12年のうつ病学会の英断は、当然のこと。さもないと、**世界の精神医学の流れから孤立してしまう**結果となっていたでしょう。

7時間睡眠は疾患によらない健康法の基本

私は、『**生活習慣病としてのうつ病**』という小著を出して以来、日本中から講演に呼ばれるようになりました。北は北海道から、南は九州・沖縄まで。一般市民向けの講演もあれば、医師向けもあり、それも精神科医向けだけでなく、一般開業医向けもあります。

それどころか、糖尿病の専門医とか、ペインクリニックの医師とか、眼科医の会、小児科医の会、整形外科医の会からお呼びがかかったことすらあります。

これは、本書で何度も申し上げたように、生活習慣を整えることが「うつ病」だけでなく糖尿病、慢性疼痛、視力障害などにも妥当する、有力な改善方法だからです。

今日、「睡眠と糖尿病」「睡眠とメタボリック症候群」「睡眠と死亡率」などさまざまな領域で疫学研究が行われており、それらはすべて**「睡眠時間は7~8時間が健康リスクを最小化する。それより長くても短くても健康リスクは上がる」**という結論があるからです。

昨今の疫学は、常に本書の主張を支持する結果を出してくれているのです。

精神科医に「薬に頼るな」は通じない

精神科医を対象に講演を行うときに、「薬に頼るな」と言えば、誰ひとり耳を貸しません。私はそのことはわかっています。

一方、本書は精神科医向けではなく、一般向けの本ですから、読者の皆様のために、

「抗うつ薬なんかに頼らないで、①7時間睡眠、②起床時刻の固定、③断酒」と申しました。

それで、精神科医を対象にする場合は、少し変えて、**「抗うつ薬を使う場合、その効果を最大化するために、①7時間睡眠、②起床時刻の固定、③断酒」**と言っています。そういう言い方をせざるをえません。

要するに、「①7時間睡眠、②起床時刻の固定、③断酒」についてはまったく同じことなのですが、精神科医を対象にした場合、「薬を使う」ということを前提にしないと、会場は騒然としてしまいます。誰も冷静に聞いてくれません。「人を見て法を説け」の言葉の通りです。今日の精神科医に対して、「薬に頼るな」と言うと、会場は蜂の巣をつついたような大騒ぎになって、収拾がつかないからです。

宗教家と話すときに、「神は死んだ」というと逆切れされるだけです。だから、彼らと話すときは「神は存在する」という前提ですべての会話を展開させていかなければなりません。

精神科医も同じで、会話を成立させようと思えば、「薬を使う」という前提で話さないと、相手はうろたえたり、取り乱したり、怒り出したりして大変です。そのようにさせてしまった経験が数えきれないくらいあります。

薬好きの精神科医や薬漬けの精神科医と話すときに、正論は通じません。相当慎重にしないといけません。「私だって、あなたと同じくらい薬を使いますよ」というような顔をして話しかけないと、コミュニケーションが成立しないのです。

イデオロギーとしての「十分量・十分期間」

これだけ効果が疑問視されている「SSRI」などの抗うつ薬について、**「どうして精神科医は使いたがるのか」**と思う読者も少なくないでしょう。

精神科医は不思議と薬を増やす。しかも、その増やした薬を、いつまでたっても、何度頼んでも、頑として減らさないで続けたがる。このような現象を、理解できない患者の皆さんもいるでしょう。

それには理由があります。精神科医という集団が、「薬は増やすべきだ」「増やしたら減らすべきではない」というイデオロギーに完全に洗脳されているのです。

この**〝抗うつ薬増量イデオロギー〟**の布教のために使われた常套句が、**「十分量・十分期間」**というものです。要するに、「抗うつ薬を少量ではなく十分な量を使え」「短期間ではなく長期間にわたって使え」というものです。

この「十分量・十分期間」という決め台詞は、医学専門誌が「うつ病」の特集を組む際にも、判で押したように使われてきました。「うつ病」治療に関する書籍や専門誌、どの論文にも、すべて登場しました。講演会、座談会、学会のシンポジウム、ランチョン・セミナーなど「うつ病」の治療を語る会でもすべての論者が、異口同音にこのセリフを口にしました。

さらには、症例検討会などで、抗うつ薬の投与量が少なかったり、投与期間が短かったりする医師に対しては、必ずと言っていいほど「十分量・十分期間」が指導されます。

とくに、若手医師が提示した症例において、治療がうまくいっていないと、ほとんど

「お約束」のように「そんな少ない量だから効かないのだ。もっと増やせ！　十分量・十分期間だ！」「すぐにやめるな。再発するぞ。もっと長く飲ませろ！　十分量・十分期間だ！」といった叱責がなされました。

怖い先生にそうやって怒られ、耳元で念仏でも唱えられるようにしながら、若い精神科医は育っていきます。

「十分量・十分期間、十分量・十分期間、十分量・十分期間……」

これは、多くの精神科医にとって、来る日も来る日も、長年にわたって呪文のように聞かされ続けたフレーズです。寝ても覚めても、夢のなかでも、このフレーズが湧いてきます。**「増やさないと怒られる」「やめると悪化する」**、そんな恐怖心もあいまって、一人一人の精神科医が、診察室で「十分量・十分期間……」と、つぶやいているような状態です。

当然、精神科医たちは薬を「十分量・十分期間」使うのです。

この号令によって、最大の利益を得たのが製薬会社であることはいうまでもありません。

製薬会社にとっては、「最大多数の最大投与量」が販売促進の目標。投与量は多いほどよいし、投与期間は長いほどよい。錠剤の数は、1錠より2錠、2錠より3錠、できることなら最大投与量がいいのです。投与期間も「3日間薬を飲んで、治ったからやめた」というような飲み方が、製薬会社にとって一番困ります。少しでも長く、数週間ではなく数ヵ月、数ヵ月ではなく数年、数年ではなく数十年、できることなら永久に飲み続けてほしいというのが、薬を売る側の本音なのです。

そのためには製薬会社は次々にデータを出してきます。投与量が少ないと効果も少ないが、投与量を上げると効果が出るとか、投与期間が短いと再発の率が高いなど。

これらの投与量、投与期間に関しては、膨大な臨床研究が行われていますが、論文になった研究だけを読んでいると、お約束通り、「投与量は多いほうがいい」「投与期間は長いほうがいい」という結論になっています。

そして、そんな論文が出るや、どこかの教授に解説文を寄稿させて、美しいパンフレットに仕立て上げます。それが日本中の精神科医たちにばらまかれます。このようにして「十分量・十分期間」のイデオロギーが、日本の津々浦々に浸透していくことになるのです。

「十分量・十分期間」と〝出版バイアス〟

抗うつ薬の効果については、有効性を示すデータにバイアスがかかっていたことは、先ほども述べました。これは〝**出版バイアス**〟（**publication bias**）と呼ばれる現象で、医学ジャーナルというものが「薬が効く」という論文を好んで掲載したがるために生じた問題です。

たとえば、E・H・ターナーが『ニューイングランド・ジャーナル・オブ・メディシン（The New England Journal of Medicine）』（'08年1月17日号）に発表したデータを示しましょう。

'80年代後半から'00年代前半にかけて、米国の食品医薬品局（FDA：Food and Drug Administration）には、74種類の抗うつ薬臨床試験が登録されました。このうち31％は論文に公表されませんでした。なぜなら、抗うつ薬の効果を証明できなかったからです。

一方で、抗うつ薬の効果が証明できたものは、38種類で、1つを除く37種類試験が公表されています。つまり、**「抗うつ薬の効果が証明できれば論文になる、できなければ論文にならない」**というわけです。

このようなことでは、当然ながら、論文になったデータだけを読まされる者は、抗うつ薬の効果は、実際以上に強く感じられることになります。

「どの論文を読んでも『抗うつ薬には効果がある』というデータが出ている」

そう受け取られるからです。

この〝出版バイアス〟が「十分量・十分期間」のデータにも当てはまります。つまり、「抗うつ薬の投与量が多い場合と、少ない場合とは、前者の方が効果が高い」「投与期間が○ヵ月以上と、○ヵ月未満とでは、前者の方が再発率が低い」などのデータです。

医学ジャーナルには、魅力的なデータだけが掲載される一方で、「抗うつ薬の投与量は多くても、少なくても、効果にはさしたる差はなかった」「投与期間が○ヵ月以上と、○ヵ月未満とでは、再発率は変わらなかった」などのデータは、ジャーナルにとって面白みがないから、ボツにされるケースがほとんどです。

このようなバイアスが、投与量、投与期間に関しても発生している可能性は十分にあるのです。

臨床の現場では「1錠でも効果が見えるのに、十分量にまで上げる必要はあるのか？」「短期間の投与で治っているのに、あえて『やめるな』『続けろ』という意味があるのか？」といった臨床医の声が聞こえてきています。

「十分量・十分期間」のお題目は、「日本うつ病学会」が軽い「うつ病」は薬を優先しない方針を打ち出したにもかかわらず、いまだに一部の学者は唱え続けています。「十分量・十分期間、使ってこそ」と、彼らは主張しています。

「薬のソムリエ」はしょせん「ここ掘れワンワン」

「どうして精神科医はあんなにも薬を変えたがるのか」

患者さんが疑問に思う点として、これも多い意見でしょう。

薬の変更は、まったくの無手勝流です。根拠なんかありません。

精神科医のなかには、実際、嬉々として薬を変更したがる人がいます。この薬がダメならあの薬、あの薬がダメならこの薬、という具合に、次から次へと薬を出してきます。その際に、「あなたに合うお薬を探しましょう」というようなフレーズさえ使われます。

まるで、「奥様、当店は奥様のような素敵な方のために、今年流行の服を取り揃えております。これから御一緒に奥様にお似合いの服を探しましょう」と口説く、ブティックの店員のようです。

私は、このような「お似合いのお薬」という恥ずかしい言葉を、躊躇なく口にする精神科医たちを見て、滑稽で仕方ありません。まるで「今日の食事に合うワインはこちらです」とお勧めしてくれるソムリエのようにさえ思えました。そんな意味で、以前、からかいをこめて、彼らを**「薬のソムリエ」**と呼んだのです。

ところが、さらに驚いたことに、彼らはこれを「褒められた」と勘違いしたらしく、その後、自ら「薬のソムリエ」と自称するようになりました。何度繰り返し嘲笑しても、「褒められた」と図に乗って「薬のソムリエ」ぶりを発揮してくれるのですから、もうお手上げです。

それにしても、こういう精神科医につける薬はあるのでしょうか。「お似合いの薬」はない気がします。

私は、少なくとも都市型うつの患者さんについては、「お似合いの薬」があるとは思いません。**一番「あなたにお似合い」なのは、薬に頼らないヘルシーな生活**です。そんなこと、精神科医でなくてもそう思うはずです。

そもそも「薬のソムリエ」に、根拠もありません。「ここ掘れ、ワンワン」方式で、「当たればこれ幸い」とばかりに、次から次へと変えているだけにすぎません。

「三タ雨乞い療法」としての薬剤調整

精神科医が薬剤の変更を繰り返すのは、「雨乞い」にたとえるのが適切でしょう。

雨乞いの論理とは、こうです。日照りが続き、雨が降らなければ、みんなで集まり、鉦や太鼓を持ち出してダンスをする。降らなければ、何日もダンスを続ける。そして、ついに降ったとき、**「ああ、一所懸命雨乞いやって本当によかった。頑張ったかいがあった」**。これが雨乞いの論理です。

しかし、雨乞いの効果に懐疑的な人は「雨乞いなどしなくても、そのうち降ったのではないか」と、考えるでしょう。

これと同様なことが、精神科の「薬剤調整」にはいえます。「薬剤調整」と称する、この抗うつ薬の無益なローテーションは、患者の状態を把握できていない精神科医が窮地に陥ったときにしばしば犯す愚行です。その理屈は以下の通りです。

「うつ病」患者がいる。抗うつ薬A剤を投与してみる。効かない。B剤に切り替える。効かない。C剤に切り替える。効かない。C剤に加えて、D剤を追加して強化療法（C剤の効果を強める）とする。効かない。さらにE剤を加えて（C＋D＋E）の多剤併用とする。ついに効いた。

その結果**「ああ〝薬剤調整〟をして本当によかった。頑張ったかいがあった」**と嘆息するのです。このようにして彼は「〝薬剤調整〟の努力は報われる。あきらめてはいけない。

薬が効くまで薬剤調整の努力を続けるのだ」と、決意を新たにするのでしょう。

しかし、抗うつ薬の効果に懐疑的な者からすれば、「治ったのは、薬剤調整をしたからではなくて、何か別の偶然が働いてよくなったのではないか」と考えるのが自然でしょう。

雨乞いの三段論法は、**「雨乞いした・降った・効いた!」**です。

「薬剤調整」の三段論法も、**「使った・治った・効いた!」**です。これにて**「〝ミタ〟雨乞い療法」**と呼ばれているのです。

しかし、**これは「知性のある人間にふさわしい仕事」とはいえない**のではないでしょうか。

薬が効かない難治性うつ病

ある日、上品な男性がお見えになりました。白髪に口ひげ、メガネ、紺のブレザーにグレーのスラックス、アスコットタイ、ステッキをつき、いかにもダンディな紳士です。しかし、動作が非常に遅く、口調も重く、いかにも「うつ」の雰囲気です。

男性は、千葉良一さん（仮名）、65歳。一線を退いた元会社社長。来院された理由は、転医希望。都心のメンタルクリニックのA医師と都内の大学病院のB教授のもとに合計2年間通院。当然ながら薬物療法を受けていました。千葉さんを診察した両医師とも、著書を多く持つベテランの精神科医です。

千葉さんは、精神科を受診するに先だってかなり調べてきており、著書も多い有名医師を受診していました。治療経過がはかばかしくないので、「薬漬けにはしない」という噂を聴きつけて私のところにやって来たのです。

B教授からの「診療情報提供書」（他の医師に紹介する際の書類）には、こと細かに「薬物療法」の実態が記されていました。

〈「セルトラリン」（第三世代の抗うつ薬「SSRI」）にて治療を開始。最大用量まで上げて8週間経過したが、変化がないので、漸減して「クロミプラミン」（抗うつ薬）に変更。やはり最大用量まで上げて変化なし。「炭酸リチウム」を追加して強化療法を行うが、改善がなく1ヵ月入院。退院後、2ヵ月経過するも、はかばかしくないため、「再度入院して、電撃療法（電気けいれん療法）を」と提案したが、ご本人以上にご家族が心配なさって転医を希望した〉ということです。

B教授が行った「薬剤変更」のプロセスは、オーソドックスそのもの。今日の「薬物療法」の教科書通りの方法に準拠しています。「SSRI」の単剤投与で開始して、最大用量まで上げて、服薬順守を徹底させ、6～8週間使って効果が見られなければ、漸減して、他の抗うつ薬への切り替えを行う。

とくに、B教授の場合は、セルトラリンのあと、あえて伝統的な抗うつ薬「クロミプラミン」を使っています。これは、新型抗うつ薬の「SSRI」で効果がなかったことを見越して、薬理学的作用の異なる抗うつ薬に切り替えています。

それでも無効であることを確認して、抗うつ薬の作用を増強する薬剤として最も評価の高い「炭酸リチウム」を追加して、増強療法としています。そして、さらに治療反応が得られないと見て、改めて電気けいれん療法（頭部に通電してけいれん発作を起こす治療法）を提案しています。

これらは、治療困難な「うつ病」に対する方法としてきわめて正統的であり、お手本通りの治療です。その点で、Ｂ教授の治療は、「薬のソムリエ」と称して、実質的には〝三タ雨乞い療法〟にすぎない多剤併用療法を行っている精神科医たちとは雲泥の差があります。

Ｂ教授は、診療情報提供書に率直に「薬物療法、薬剤調整、増強療法のあらゆる努力を行いましたが、効果はありませんでした。こういう難治性気分障害に対して、もっといい薬がないものかと思います」と記していました。

この記載の通り、この患者さんは、今日の「薬物療法」の限界を超えているように思えます。およそＢ教授の方法以外の治療法はないと言っていいでしょう。

薬物を受け入れる側の条件

しかし、それでも私はＢ教授の方法に疑問を感じます。

それは、B教授の責任ではなく、B教授が依拠する**「薬物療法」の方法論に問題**があるからです。

B教授は、謹厳実直な先生です。アカデミズムの保守本流を歩いたエリートそのもの。正統派精神医学の主導者でもあれば信奉者でもあり、ともかく、つねに王道を歩こうとする人です。

その点は、私とは対照的です。私は一応「大学病院の教授」ということになっていますが、精神医学に全幅の信頼をおいていません。教科書通りに行ってもうまくいくはずがないとさえ思っています。

まったく教科書を読まないわけではありませんが、半分だけは受け取っておいて、残りはむしろ少数の尊敬すべき精神科医の言葉と、自分自身の臨床経験に基づいて診療をやっていこうというタイプです。

こういう〝不良教授〟としての私の立場からいえば〝模範教授〟のB教授の「薬物療法」の考え方には、以下の点で疑問があります。

投薬する前に、薬物を受け入れる患者さんの生物学的条件を整えるという発想が皆無なのです。

「薬を飲む人の体調が悪ければ、効くはずの薬も効かない。逆に、体調がよければ、薬は本来の効果を発揮する」、これを私は当然のことだと思うのですが、残念ながら「薬物療法」の教科書のどこにも記載がありません。

「薬物療法」の教科書（つまりは薬のカタログ）には、抗うつ薬を総花的に紹介してあり、それらの処方例が記されています。

そして「抗うつ薬を単剤投与で十分量（最大投与量）、十分期間（4週間以上）用い、他剤に切り替えて、やはり「十分量、十分期間」使い、それでも改善がない場合を〝難治性うつ病〟と呼ぶ」などの用語の定義がなされています。

最後に、薬剤の併存障害に注意することや、「精神療法」も併用すると効果が上がるなどの一般論が記されていますが、それぞれの患者さんに対して、実際にどうすればいいのかは何も記されていません。

この〝教科書〟通りに臨床をやろうと思えば、抗うつ薬をまず単剤で使い、効かなければ他剤を単剤で使い、効かなければ強化療法を行う……といったワンパターンの治療を行うことになります。

それでなかなか効果が得られなければ、B教授のように「もっといい薬がないものか」と嘆くことになります。

精神科医の多数派は、このように「いつの日かいい薬が現れないものか」と切望しています。それは、あたかもいつの日か迎えに来てくれるはずの王子様を待ち望むシンデレラのようです。

しかし、いい薬は現れないでしょう。それは「薬物療法」以前の問題です。もっと基本的なことをおろそかにしていては、いかなる「いい薬」もその効果を発揮できないはずです。

私は、生真面目で一所懸命になって患者さんの治療を続けておられるB教授が気の毒になってしまいました。そして「先生のところにおられる難治性の患者さんは、すべて、私のところにご紹介ください」という書簡を送りました。

第一になすべきは生活状況の把握

そもそも、**精神医学の〝教科書〟が役に立たないのは、治療の優先順位について書かれていないから**です。どの抗うつ薬を選ぶかなど、じつは、どうでもいい問題であり、その前にしなければいけないことがたくさんあります。

「うつ病」の患者さんには、まず、生活習慣上の問題点があります。どのような生活習慣が「うつ」をもたらすかを知っておくこと。さらには、それが年齢、性別ごとにどう異なっているかを知っておくことが必要です。

B教授のもとでも「うつ病」が改善されなかった千葉さんは、私のところに来たときには、倦怠感、易疲労感、食欲不振などの症状がありました。

たしかに症状をリストアップしていけば、「うつ」なのですが、生活状況を尋ねてみると、まったくもって、予想通りの不活発ぶりでした。しかも、連日、少量ですが、昼間から飲酒していました。これでは治るはずがありません。

B教授は「薬物療法」の専門家が絶賛したくなるような模範的な治療を行っていました。しかし、さっぱりよくならないまま経過していました。これは、B教授が間違っているというよりも「薬物療法」の根本的な欠陥によるものです。

「薬物療法」の教科書には、生活習慣の「せ」の字も書かれていません。「薬剤に本来の効果を発揮させるためには、まずは、薬物を摂取する患者側のコンディションを整えよ」などとも書かれていません。

だから、**今日の精神科医は、生活習慣をモニターし、適切な療養指導を行いながら、薬剤を投与するという習慣がまったくない**のです。生活習慣には一切顧みず、いかなる療養指導もせず、ただ黙って薬を出し続けます。

そして、次回の外来でよくなっていなければ増量、もしくは変更する。これを繰り返すだけなのです。

不健康で荒れた生活を送っている患者さんは、薬物を受け入れる状態が整っていません。当然、そこに薬剤を投与しても、本来の効果を発揮してくれません。そして、そのような状態のままで抗うつ薬を入れ替えても、あるいは、そこに炭酸リチウムのような増強作用のある薬剤を追加しても、しょせんは焼け石に水なのです。

生活の変化が「うつ」をもたらす

千葉さんは、初診時、「眠れない」と一言のみで、多くを語ろうとしません。口調も重く、動作も緩慢です。

そこで、本人にかわって奥様からお話を伺いました。すると、ある程度予想していたことですが、環境の劇的な変化があったことがわかりました。

千葉さんは、もともと地元で実父から受け継いだ縫製工場を経営するとともに、都内に数件アパレル小売店を持つなどして、手広く事業を行っていました。しかし、60歳のときに経営難の責任をとる形で、大卒後銀行に就職していた長男に経営権を委譲。それでも2年は会長職にとどまりましたが、こちらも辞めて、趣味の陶芸、盆栽、写真に没頭する日々を送っていました。

社長時代は、午後10時に就寝し、朝5時に起きて、6時過ぎには工場に出る勤勉な生活ぶりでした。忙しい社長業務にもかかわらず、週に2回ほど2キロ程度のウォーキング。休日は、趣味の盆栽の手入れに精を出すなどしていました。

しかし、**退職してすべての社会的活動から手を引き、その後、めっきり不活発**となりました。とくに会長時代に購入した美術品をめぐって、長男から公私混同を厳しくとがめられ、以来、親族内でも孤立。もともと、お酒好きで、自宅に大型のワインセラーをもっていて、友人たちとしばしばパーティを開いたりしていましたが、そんな派手な生活ぶりも、身内の批判を集めるようになってしまいました。

ここ2~3ヵ月は、夜8、9時に床に入っても深夜に目が覚め、その後、だらだらとテレビを観たり、ラジオを聴いたりして、深夜2、3時にもう一度眠りにつくという生活。朝になっても、朝食をとったらソファに寝転がり、妻からウォーキングを促されても「だるい」と言って、横になり続け、昼間から飲酒することもあれば、夕食後、そのまま眠ってしまうことも多いようでした。

不用意な薬物療法が状態を見えにくくしている

千葉さんの診断としては**「うつ病」**以外に**認知症**の初期、さらには**甲状腺機能低下症**等の可能性を考えなければなりません。ただし不活発な生活、日中からの飲酒、さらにいえば、それらを是正することなく行われた「薬物療法」が、結果として心身の機能低下をいっそう強めてしまっている可能性もありました。

このような生活が「うつ病」ないし認知症そのものによるのか、あるいは「薬物療法」によるものなのかの判断は、すぐにはつきません。

しかし、少なくとも、B教授からは、日中の不活発や飲酒に対して特段の注意は行われていませんでした。

まず、私が指導したのは、**昼間から酒を飲むことは慎む**こと、臥床時間を8時間程度にとどめ、1日のうち16時間は横にならずに過ごすこと、さらには、**服用する薬を減らしていく**ことでした。

千葉さんは、断酒の指示はすぐに守ることができました。3ヵ月かけて、薬の服用も完全に中止し、その後、1日5000~7000歩のウォーキング、23時就床、6時起床のリズムを順守させて経過を診ています。

難治性うつ病は治さなくてもいい

私は「千葉さんの〝難治性うつ病〟を治した」とはいえないでしょう。しかし、少なくともB教授のもとから移ってきた当初よりは、活発になっており、状態は改善しているといえるでしょう。

改善した理由は、アルコールをやめさせたこと、効果のなかった薬剤を漸減して、最終的にゼロとしたこと、さらには、ウォーキングを勧めたことで、身体の力が戻ってきて、その結果、転医してきた頃にはなかった覇気がよみがえってきた点にあります。

残るは、もう少し物事に対する興味・関心が復活してくればいいのですが、その点はまだ治りきってはいないようです。

ただ、千葉さんのようなシニア世代の「うつ」を、完全に治すことが必要なのか疑問もあります。治療という行為には、つねにメリットとデメリット、効果と副作用が伴います。医学には、**「侵襲」（しんしゅう、invasion）**という言葉があり、これは生体内の恒常性をかく乱する出来事全般を指します。とくに治療や検査に伴う身体への損傷を指して、「侵襲」という語で表現します。

治療も検査も、できうるかぎり低侵襲であることが求められます。侵襲が大きい治療法を行う場合は、それによって得られるメリットと侵襲によって被るデメリットとを事前に考えなければいけません。

精神科の「薬物療法」は、外科手術などと比べれば、はるかに侵襲の少ない治療法です。それでも副作用があります。今日の精神医学においては、先にも述べた「十分量・十分期間」主義、さらには、強化療法としてのリチウムの併用等の、副作用が強いことがわかっている治療法があえて推奨されることがあります。

このようなときに、**治療者側が「治そう」と力むあまり、「侵襲」のリスクへの警戒感を失いがち**なことがあります。

とりわけ高齢者の「うつ」に関しては、本人が苦痛を訴え、「もっと効く薬を！」と訴えたとしても、それに効果が期待できず、むしろ「侵襲」が大きいと思えば、**治療を控えることもひとつの考え方**だと思います。

私は高齢者の「うつ」に対しては、ご本人にもご家族にも、「治しすぎないようにしましょう。強いお薬を使っても効くかどうかわからないし、無理に治そうとして薬を強くして、かえって副作用が出てしまって具合が悪くなってもいけない。少しよくなればそれでよし。完璧に治すなどということは、目指さないようにしましょう」と申し上げることにしています。

千葉さんの症状を診て、つくづく思うことは**「薬物は効いていないなら切るべきだ」**ということです。効果のない薬剤にも、副作用だけは出現しえます。

千葉さんの場合、「副作用」と呼ぶほどの大きな症状は出ていませんでしたが、しかし、独特の思考・動作の緩慢さなどには、薬剤性の要素を感じさせるものがありました。実際、薬を減らして、最終的に中止とすることで、覇気がよみがえってきました。

薬物は大して効いていないと見れば、ゆっくり減らして、最終的には切ってしまうという決断をしたほうがよかったのです。

効果のない薬でも、副作用だけはあります。日中の眠気は「うつ」を一層悪くしますし、夜のふらつきは転倒を招きかねません。それで骨折してしまえば、事態はますます悪化します。そんなことになるくらいなら、いっそのこと使わないほうがましなのです。

その一方で、生活習慣の改善を提案することには、何の副作用もありません。「侵襲」はまったくありません。薬剤の飲み合わせを気にしたり、頻繁に心電図をとったり、採血して肝臓の具合をチェックする必要もありません。

「無理なく、無駄なく、おだやかに」。そんな方法で治療の目的を遂げられるのならば、それに越したことはありません。かりに目的を遂げられなかったとしても、どのみち薬も効きませんから、結果は同じこと。これ以上悪くならないように、状態の推移を見守っていけばいいだけだと思うのです。

「難治性うつ病」は治さなくてもいい――。むしろ、現状を維持しつつ、状態のモニターを根気強く続ける方法もあるのです。

適度のストレスは必要

千葉さんの場合、幸いなことに生活に困るような人ではありません。しかし**「引退後の人生」という課題**を抱えていました。60歳での引退は、経営者としては早すぎです。もちろん、その原因を作ったのは、ご本人のようですが。

ただ、彼を含め、引退後の人生について考えておくことは、心の健康にはとても大切なことです。千葉さんの引退後の生活で何がいけなかったのかといえば、**ストレスが少なすぎた**ことです。

心と体の健康を維持するためには、適度のストレスは必要です。それはストレスの少なすぎる状態が、どれほど心身に不幸な結果をもたらすかを考えれば、ご理解いただけると思います。

有閑階級の無為・怠惰、ニートたちの仕事のない空虚感、子どもの自立後の母親たちの空の巣症候群、産業戦士の退職後の虚脱感などを見てみましょう。

何もすることがない、明日の予定がない、誰からも仕事を頼まれないといった日々が続くと、一気に健康を害します。翌日の予定がないから、いくら夜更かしをしてもかまいません。朝は何時に起きてもいい。時間があり余り、やることもない。ストレスもないが、エキサイティングなことも起こらない……。

退屈しのぎに、通信販売で派手に散財してみましょうか。昼間から酒でも飲みましょうか。パチンコにでも出かけてみましょうか。あるいは、昼下がりの情事でも夢想してみましょうか。とにかく、それくらいしか楽しみがない。こんな生活では、心は蝕まれていきます。

私たち精神科医は、仕事柄、千葉さんのように、ストレスが少なすぎる人にも接します。このような人には「短時間の仕事でもいい。地域でのボランティアでもいい。とにかく何らかの用事をつくりましょう」ということを申し上げています。
適度の仕事は健康法の一環です。それは規則正しい生活をもたらし、精神と肉体の若さを保つのです。

第5章 患者よ、うつと闘え！

「患者よ、うつと闘うな」主義

「うつ病」の患者さんは恐怖におののいています。そのわりに、医師からは抗うつ薬だけしか与えられず、「あせらないで、じっくりと」以外には、なんらアドバイスをもらうこともありません。

結果として、患者さんたちは、いつまでたっても治らず、ただ「うつ」に圧倒され、むなしく日々を送ります。その中には、年々衰え、社会人として、あるいは、人間として、生きていく可能性を失っていくような人もいるのです。

このようになっても精神科医は、何もしてくれません。何も言ってくれません。慎重というよりも、もはや優柔不断であり、とにかく勇気づけてくれるような一言だってありません。患者として「うつ」とどう向き合っていけばいいのか、家族として「うつ」の患者にどう対処すればいいのか、まったく教えてもらえません。

いったい、どうなっているのでしょうか。

私は、精神科医のこうした**「患者よ、うつと闘うな」式の敗北主義**こそが「うつ」からの回復を妨げているように思います。簡単に治る「うつ」を「難治性うつ病」に仕立て上げてしまっているようにさえ感じます。

多剤処方とは薬の多重債務

「うつ」との闘い方を教えず、ただ薬を出すことしかしない精神科医は、返済の方法を教えず、ただ金を貸し付けるだけの金融業者のようなものです。

本来、返済能力のない人間に金を貸し付けてはいけません。それは金融業者のモラルです。さもないとあっというまに多重債務状態になってしまうでしょう。同じく、「うつ」との闘い方を教えないで、ただ薬を出してはいけません。それこそ精神科医のモラルです。そうでもしなければ、患者さんはたちまち薬漬け状態になってしまうでしょう。

実際に、今日の薬漬け医療は、借金苦と似ています。ヤミ金融業者のせいで、多重債務状態になった人がいます。同じく、安易に薬を出す精神科医のせいで、多剤処方状態になった人がいます。「うつ」と言えば、抗うつ薬が出てくる。それを飲んだ患者が「不安だ」と言えば、抗不安薬が出てくる。次に「眠れない」と言えば、今度は睡眠薬が加わる。「イライラする」と言うとムードスタビライザー（気分調整剤）が出てくる……。

まさに**薬が症状を呼び、症状が薬を呼ぶ**。このようにして**雪だるま式**に処方が膨れ上がっていく。**借金を返済するためにさらに借金を繰り返す多重債務の構造**となんら変わらないのです。

治療費も、膨れ上がっていきます。精神科医は、ヤミ金融業者のような無茶な取り立てはしません。しかし、患者さんは、毎月のように通院させられ、毎月のように医療費を支払わされます。

病院に払う医療費だけではありません。そのつど、薬局に行って薬剤料、調剤技術料を払わされます。薬が雪だるま式に増えていけば、当然、薬代も天井知らず。このようにして、ゆるやかに、真綿で首を絞めるように、家計は圧迫されていきます。

ヤミ金融の業者は親身になって相談に乗ってくれます。「困っているんでしょう。困っている人にお役に立ちたい。無理しなくていい。気軽に借りていってください」と。同じく精神科医も、親切そうな人ばかりです。「〝うつ〟で困っていますね。無理しなくてもいいのです。気軽にお薬を飲んで治しましょう」と……。

親切で、しかもやさしい。それでも、まったく頼りになりません。

「一緒にうつと闘おう！」

とは、絶対に言ってくれません。

実際に「うつ」は難敵です。強い気持ちがなくては、この強敵とは闘えません。患者さんは、一時的に気が弱くなっています。そのため親切でやさしい先生に「癒し」を求めたのでしょう。しかし、難敵と闘うためには「癒し」だけでは足りません。頑張ることもしなければならないのです。

最もいけないことは、薬の効果を過信することです。**抗うつ薬を飲むだけでは治りません。**何よりも患者さんの**自助努力が不可欠**です。なんら努力もしないで、ただ薬を飲むだけでは「うつ」に負けてしまいます。

薬漬けは善意の行動の結果

ヤミ金融業者と精神科医が違うのは、前者は初めから悪意を持ってだましにかかっていますが、後者は、だます気などなくて、**もっぱら善意で動いている**という点です。現場の精神科医は、真剣に患者さんのことを思っています。心配して「何とかしてあげたい」、そんな真摯な思いで薬を出します。

ここで私は「薬漬けは、精神科医の善意から出た行動だから、許してほしい」と言いたいわけではありません。むしろ、**「善意から出た行動」だからこそ、薬漬けは根が深い**と申し上げたいのです。

かつて、英国の文学者サミュエル・ジョンソンは「地獄への道は善意で敷き詰められている」といいましたが、薬漬けも同じです。**「薬漬けへの道は精神科医の善意で敷き詰められている」**のです。

人は、不純な動機から行動しているときは、後ろめたさがあります。しかし、動機が純粋なら、たとえ悪い結果をもたらしていると他人から指摘されても、後ろめたさを感じることはありません。

精神科医の薬漬けは、この典型です。多剤併用を行っている精神科医は、悪いことをしているという自覚がありません。逆に、いいことをしているという自覚をこそ抱いているのです。

「患者さんが『うつだ』と言っている。気の毒だ。医師として何とかしてあげないといけない。だから、抗うつ薬を出した。患者さんが『不安だ』と言う。気の毒だ。何とかしてあげないといけない。だから、抗不安薬を出した……何がいけないんですか？」

これが、精神科医の言い分です。薬を出すことを誇らしげに語ります。「頑張っているぞ！」という自覚さえ感じられます。**「何としても患者を救うのだ！」という使命感**にも燃えています。

善意、信念、情熱……、こういうものに満ち溢れているからこそ、始末が悪いのです。

ヒロイズムに酔いしれている人は、他人が忠告しても、聴く耳をもちません。

「〝うつ〟と闘うな」主義と激励禁忌神話

「患者よ、〝うつ〟と闘うな。ただ薬を飲め」式の治療ばかりが幅をきかせている理由のひとつに**「激励禁忌神話」**というものがあります。つまり「うつ病」の患者さんを励ましたり奮い立たせたりすることは症状を悪化させる、ということです。

精神科医の間では、かつて「うつ病」の患者さんを激励してはいけない、という都市伝説がありました。それを何の根拠もないのに精神科医は信じてきていました。

それどころか、**医師国家試験**では「うつ病には激励は禁忌である」として出題していました。

とくにこの問題は、**「禁忌肢問題」**といって誤答が合否に直接影響する重要問題としてランクされていました。「間違えば落とされる」と聞けば、国家試験受験生たちはもはや疑問を持ちようがありません。皆、「うつ」と聞けば、「激励禁忌」と答えるワンパターンを徹底的に叩き込まれます。その結果、**「〝うつ〟＝激励禁忌」と記憶した者だけが晴れて医師国家試験に合格する**ことになります。

彼らのなかに、将来を担う精神科医がいます。当然、精神科医として独り立ちしてからも「〝うつ〟＝激励禁忌」というひとつ覚えから逃れられません。

だから、彼らは「うつ病」の患者さんを前にして「がんばれと言ってはいけない」「闘えと言って、自殺されたらどうしよう」と思い、励まさないように、プレッシャーを与えないようにしています。まるで、腫れものにさわるように患者さんに接するのが常でした。

しかし、言うまでもなく「うつ病」の患者さんは、がんばれと言われれば、機械仕掛けのように窓から飛び降りるような人ではありません。

英語圏ではうつの人を〝encourage〟している

日本語の「激励」と、英語の〝encourage〟（元気づける、勇気づける）という言葉とを直接比較してもあまり意味はありませんが、少なくとも、欧米では「うつ病」の患者に行う"encourage"は、「禁忌」ではありません。それどころか、推奨されています。

まず、英国で最もポピュラーな教科書『**オックスフォード精神医学**』では「"うつ病"患者は、他のさまざまな治療を受けるにしても、みな適切な臨床的マネージメントを求めている。それらは教育であり、元気づけであり、激励"encourage"である」とされています。また、「すべてのうつ病患者は、支持、激励"encourage"を求めている」と記載されています。

具体的な治療法でも、認知療法に関して「激励」"encourage"という言葉が頻出しています。一例を挙げれば、「うつ病に対する認知行動療法」において、「誤謬に気づき、より論理的に思考し、もっと適応的な結論へと至るように、激励していく」とあります。

また英語圏で最大の教科書である『**カプラン&サドック精神医学**』では「感情障害：双極性障害の治療」の章で、「家族、知人、一般医は、患者に治療を始めるよう積極的に激励"encourage"しなければならないかもしれない」とあります。

具体的な治療法に関しても、『オックスフォード精神医学』同様に「激励」〝encourage〟という語が頻出します。「対人関係療法」においても、「認知行動療法」の章でも、さまざまな文脈で〝encourage〟が推奨されています。

全体として、**英語圏においては、「〝うつ病〟に激励は禁忌」との記述はなく、むしろ、患者を治療へと促すために激励すべきだとされています。**日本で「うつ病に激励は禁忌」とされていることは、英語圏の精神科医には理解できないことでしょう。

「うつ」は「癒し」だけでは治らない

これまで、日本の精神科医は、「うつ」の人に、闘えとは言ってきませんでした。「激励禁忌神話」が足かせとなって、強い働きかけを躊躇してしまったからです。

精神科医という職業に、「癒し系」を期待されてしまった点もあるでしょう。しかし、「うつ」という難敵と対峙するときには、癒しだけでは足りません。闘うこともしなければなりません。

「うつ病患者に激励は禁忌である」との警句は、高度経済成長期に「働かざる者食うべからず」の勤勉道徳が人々を呪縛していた時代には、多少の意義はあったかもしれません。ところが「激励禁忌」のスローガンは、臨床の現場で「警句」としてささやかれてこそ意義があるのであって、その範囲でとどめておくべきでした。臨床の現場で患者さんの状態に応じて、常識的に判断すればいい事柄にすぎません。

人は温かい励ましなしでは生きていけません。自信を失ったとき、大きな壁に直面したとき、「この苦労がけっして報われないのでは」という不安にさいなまれるとき、自分を支えてくれる人が欲しい、強く激励してほしいと、内心願うものでしょう。

まして、病気を患う者は、励まされることを求めています。身体の疾患であれ、精神の問題であれ、励まされることなくして、人は病という重荷を背負って生きていくことはできないのです。「うつ病」患者だけが励ましの恩恵に浴してはならない理由などありません。**「うつ病」で苦しむ人を温かく励ますことは、治療上必要**であり、**「うつ病＝激励禁忌」の図式は、弊害のほうが大きい**のです。

休職が長いほどよく治る？

激励禁忌神話とともに、うつ病にとってもうひとつの神話となっているのが、**「うつには長期休職が必要」という都市伝説**です。

うつ病の治療にとって「休養」は必要です。しかし、「休養」と「休職」とはイコールではありません。

うつにはごく軽症の、まさに「こころの風邪」と呼ぶべき3日も休めば治るようなものから、数ヵ月の自宅療養が必要なものまでさまざまです。今日のうつが重症の「鬱病」ではなく、軽症の「うつ病」にシフトしていることを思えば、「うつには長期休職が必要」は言いすぎです。

うつになった人を休職させるとき、重大な問題が失念されているように思われます。それは、**休職は長くなればなるほど業務能力が失われる**という、考えてみれば当たり前の事実です。この自明の理を等閑視して、安易に休職させてしまえば、かえって事態は悪化し、慢性うつ病を作りかねません。

しかも、この場合の慢性うつ病は、**「医原性」、つまり、「医療・医者が原因」**となってのものです。医療が余計なことをしなければ、こんな慢性うつ病など発生するわけがないのです。

働く人がうつになったとき、「休職」させなくても「休養」させることは可能です。理想は休職させないで、**「治しながら働く。働きながら治す」**方針をとることです。

それは、主治医の立場からすれば不可能ではありません。「1日7時間以上の睡眠が確保されることを条件に就業継続可能」「向こう1ヵ月時間外労働を控えることを条件に就業継続可能」などの意見を診断書に付せばいいのです。

仕事を休ませるとしても、まずは、**数日間ないし十数日間の自宅療養**に限ればいいのです。そうすれば、その間は年次休暇を使って労働者の権利として休むことができます。そして、十分眠って英気を養い、気力が戻ってくれば、自分の意思で堂々と職場に戻ればいいのです。

ところが、これが１ヵ月以上の休職となると、簡単にはいきません。事態は人事部の管轄に移ります。

自宅療養は労働者の権利というよりも、事業者側の管理責任（安全配慮義務）として、いわば事業者が従業員に休職を命じる形となります。もはや、簡単には復職できないお膳立てが整ってしまい、従業員側も「すっかりその気」になってしまい、「うつ病患者としての自覚と責任」として、「じっくり治そう」「完全に治るまでは、会社には行かないようにしよう」と思ってしまいます。

休職させるとすれば、それに伴ってメリットとデメリットの両者が発生します。**メリットは短期間のうちに頭打ち**となります。しかし、**デメリットは期間に比例して増大**していきます。

この点は、管理会計における**「損益分岐点」**にたとえると理解しやすいでしょう。損益分岐点とは、利益がプラスでもマイナスでもなくゼロになるときの売上高のことです。このポイント以上に売らなければ利益が出ません。

うつによる休職に関しては、損益分岐点とは**「この時点以前は休職に意味があるが、それ以降は得るものより失うものが大きい」時点**であると考えればいいでしょう。休職による利益の曲線はある時点から天井効果に達します。損失の曲線は時間とともに増大します。この二線が交わる点が休職の損益分岐点です（図表8）。

休職することで得られる利益としては、一般に、ストレス状況から一時避難できる、睡眠により疲労の回復が得られる、気持ちの整理がつく、会社が職場や仕事の調整をしてくれるなどがありえるでしょう。ただ、その利益の曲線は、当初は急峻な上昇を示すけれど、まもなく傾斜を下げていき、早晩フラットとなります。

その一方で、休職による損失は、時間とともに右肩上がりに増大します。具体的には、業務遂行能力の低下、体力の低下、信頼関係の喪失などです。とくに、同僚・上司との信頼関係、顧客からの信用などはビジネスパーソンとしての最大の資産ですが、休職中の身は日一日とそれらの資産を失っていきます。

図表8　休職の損益分岐点

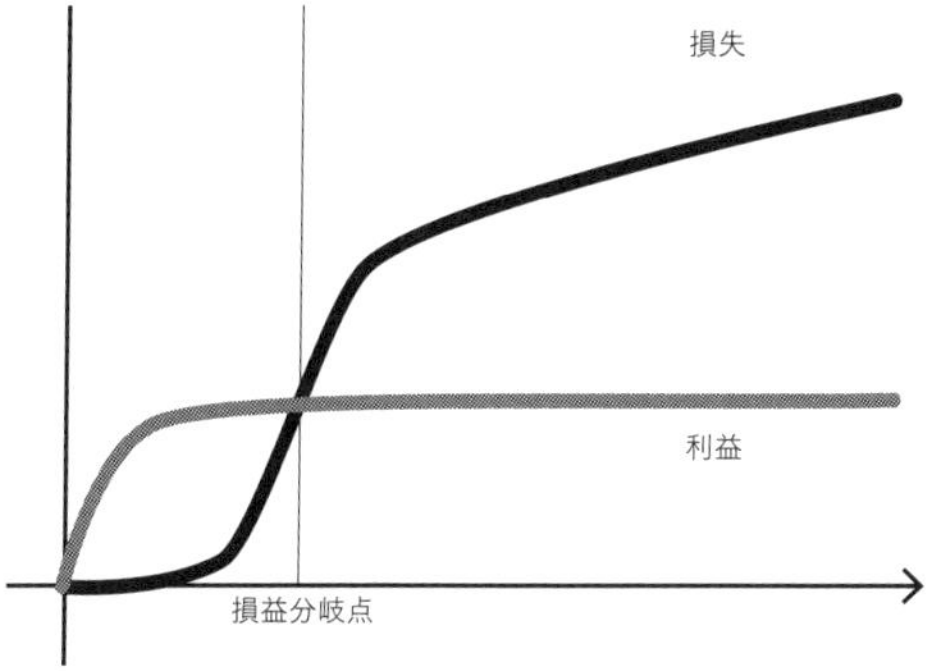

この事実を考慮すれば、**いたずらに復職時期を先延ばしすべきでない**ことは明らかでしょう。

業務遂行能力は復職して初めて向上する

私は自分が外来で診ている患者さんについては、休職期間をできるだけ短くして、早めに復帰させるようにしています。

しかし、その場合、しばしば閉口するのが、会社側から復職延期の判断が下されてしまう点です。休職からの復職においては、本人の意思や主治医の意見よりも、産業医や人事部の意向が反映されるから仕方ないにしても、その理由が私としてはどうにも納得がいきません。

「医学的には回復していても、業務遂行能力はまだ回復していない」という理由なのです。

私はこの意見は、ナンセンスに思えて仕方ありません。

この点は、企業の人事担当者や産業医の皆さんにもぜひ考えていただきたい問題です。業務遂行能力の回復は、事業場と産業医の方にこそイニシアティブをとってご努力いただくべき課題ではありませんか。

業務遂行能力の回復は、外来担当医の管轄ではないと私は思います。外来の主治医は、あくまでこころの健康の回復のための治療を担当しています。外来主治医ができるのは、そこまでです。

そもそも**業務遂行能力の向上は、診察室においては不可能**です。診察室は業務遂行能力を上げるためのトレーニングをする場ではありません。療養中の自宅においても、不可能です。自宅には業務がありません。業務がない空間に身をおいても、業務遂行能力は上がってきません。

それでは、業務遂行能力はどうすれば上がってくるのでしょうか。それは、**事業場において仕事をしながら、on-the-job-training（ＯＪＴ）によってリハビリテーションを行う**以外にありえません。いったい業務の場以外のどこで、業務遂行能力の向上が図られるというのでしょうか。自宅ですか？　診察室ですか？　そんなこと、ありえません。

自宅療養を意味もなく続ければその間、業務からは離れます。当然、業務遂行能力は低下していきます。昨日よりも今日、今日よりも明日、日一日と業務遂行能力は低下します。だからこそ、早期に復職させるべきなのです。

なお、企業が一定の責任を担うべきなのは、業務遂行能力だけではありません。そもそも、自宅療養中の従業員の健康管理についてもそうです。まだ、雇用関係は続いています。いずれ、復職してもらうことを前提に休ませているはずです。

となれば、企業の当然の安全配慮義務として、本人の療養実態をモニタリングする必要はあります。定期的に電話をかけ、メールを送ってください。

「治療の進捗はどうか？」「自宅療養中はどのような生活を送っているのか？」「主治医とはどのような話をしているのか？」「いつ頃復帰できそうか」などをお尋ねください。

それらは、患者さんにとって多少プレッシャーになるかもしれません。しかし、適度のプレッシャーは本人にとってカムバックへの動機づけになります。ここでは「星野仙一方式」の叱咤激励はいけませんが、温かい励ましは必要です。

「君の復帰を心待ちにしている」、そう繰り返し伝えてください。

家族は患者をどう励ますか？

「激励禁忌神話」にせよ、「長期休職神話」にせよ、うつ病患者さんのご家族には不利な条件が満ち溢れています。ご家族としては、大切な人がうつ病になったとき、その主治医が「激励禁忌神話」や「長期休職神話」の信奉者である可能性も念頭において、主治医とは別個にリハビリテーションのことを考えなければなりません。

たとえば、あなたが奥様で、ご主人がメンタルクリニックを受診したところ、「うつ病で1ヵ月の自宅療養が必要」という診断書が出たとしましょう。担当医の意見が正しくて、本当に1ヵ月もの休職が必要だとしたら、その場合、30日を3等分して、**①休養の段階、②体力回復の段階、③復職準備の段階**の、以上3段階と考えましょう。

①休養の段階

「焦らず、無理せず、じっくりと」、この精神科のドクターがよく言うフレーズが妥当するのは、休養の段階だけです。もし、自宅療養に先立って長時間労働と短時間睡眠で疲労困憊状態にあったとすれば、この時期には身体が長い睡眠を要求します。

特に、ミルタザピン（商品名：リフレックス、レメロン）、ミアンセリン（商品名：テトラミド）などを服用開始した場合、それまでの睡眠不足を一気に挽回する方向で身体が動きます。その結果、身体が本来の睡眠時間（成人なら7、8時間）を上回る長い睡眠を要求する場合があります。

奥様としては、ご主人に**しばらくは身体の要求に従って、長い睡眠をとっていただいていい**と思います。しかし、ご主人の睡眠の具合を毎日見てあげてください。おそらくは、次第に睡眠時間が短くなっていき、ご主人の本来の睡眠時間に戻ることでしょう。長時間睡眠から徐々に正常化するのに、個人差はありますが、まあ、7〜10日程度でしょうか。

②体力回復の段階

そして、睡眠時間が適正化したころから、**体力回復のためのリハビリテーション**を意識的に行ったほうがいいと思います。体力回復の段階です。

今は、**脳卒中ですら早期離床が勧められる**時代です。安静・臥床が長くなると、その分筋肉の廃用性萎縮（使わないことによる衰え）が生じます。

脳卒中以前は衰えてはいなかったはずの筋肉を、長期臥床が衰えさせてしまうとすれば、患者さんは脳卒中に加えて、筋肉の萎縮という二重のハンディを負わされることになります。だから、脳卒中では、早期離床、早期リハビリテーション開始が推奨されています。

奥様がご主人のリハビリテーションを意識するのは、7、8時間の安定した睡眠がとれるようになったころでいいと思いますが、そもそも**薬物療法開始初日から行っても悪くはない**と思います。

そもそも、うつの患者さんは心が弱ったのであって、体は弱っていません。麻痺もなければ、骨折も、捻挫もありません。最初から足腰は弱っていません。だから、初日からウォーキング程度は促していいと思います。それが早すぎると思えば、睡眠時間が適正化したころからでもいいでしょう。

この時期は、**朝、夕2回のウォーキング**を促しましょう。短い時間から始めて、徐々に長くしていきます。万歩計で歩数を記録して、**1日の歩数4000〜6000歩程度**から始めて、第2段階の終わりごろには**6000〜8000歩程度**にするといいでしょう。

③復職準備の段階

第3段階は、いよいよ**復職の準備**を始める時期です。このころには、奥様はご主人の時間割を**通勤を前提としたタイムスケジュール**に戻しましょう。

会社に行っていたときと同じ時刻に起きていただき、同じ時刻に朝食をとっていただき、会社に行く時刻になったら、ウォーキングを促すのです。そして、夕方、会社から帰宅する時間帯に午後のウォーキングを促します。そして、夕食をとって、翌日会社がある場合と同じ時刻に就床するよう勧めてください。

朝のウォーキングの際には、あえて、ワイシャツ、ネクタイ、背広を着て、通勤カバンをもって、いつもと同じ時刻に通勤電車に乗るように促すのもお勧めです。いわば、**通勤のシミュレーション**を行うのです。電車のなかには見覚えのある乗客がいます。混雑した電車に揺られ、窓から流れる見慣れた風景を見れば、徐々にご主人は気持ちが仕事モードになっていくはずです。

そして、通勤電車をいつも通り乗り継いで、会社の最寄り駅付近で降りて、折り返してもよし。東京の山手線なら、そのまま一周して帰ってもいいでしょう。

それから、午前中は机に向かう、業界紙を読む、インターネットで調べ物をする、図書館に行くなどして、頭を使っていただきましょう。この時期に、とくに午前中に**仕事のシミュレーション**をすることは必要です。

職場では午前中から勢いよく仕事を片付けていく体調が当然のように求められます。**一日のうちの後半ではなく、前半にピークが来るような、メンタルのコンディショニング**を行う必要があります。このあたりのペースづくりに際しては、ご家族も全面的に協力していただきたいと思います。

そして、**会社の上司と連絡をとって、積極的に復職後のことを話し合う**といいと思います。

休職&自宅療養が長期に及ぶ場合は、会社には、厚生労働省発行の『心の健康問題により休業した労働者の職場復帰支援の手引き・改訂版』（２００９）に準拠した、復職プランを策定することが求められています。とはいえ、1ヵ月程度の休職ならば、ことはこれほど大げさにはならず、早期の復職が実現するはずです。

メディアよ、名医を探すな！

精神科医の「うつと闘うな」式の腰の引けた姿勢こそ、うつからの治療を妨げています。精神科医としては、今こそ、「患者よ、うつと闘え！」と言わなければならないと私は思います。

しかし、その一方で、患者さんご自身にも戦闘意欲をもっていただかないといけません。「うつと闘う」のは精神科医ではありません。患者さん自身です。

こういうときに、メディアの精神医学に関する報道には、大いに問題があります。**メデ**

ィアの精神医学の報じ方には、両極端の２種類があって、一方で、**抗うつ薬バッシング、精神科医バッシング**であり、もう一方で**名医探し、名医褒めそやしキャンペーン**です。

この両者は、つねに表裏一体で行われています。前者の精神医学バッシングには現状批判としての一定の意義があります。しかし、後者の名医礼讃には、何の意味もありません。百害あって一利なしといえます。

精神医学バッシングと名医礼讃には、共通するものがあります。それは**「精神科の先生に治してもらおう」という受け身の姿勢**です。どちらも、自助努力を放棄した、「先生、治してください」という感じの「丸投げ」の姿勢です。

その名医信仰が裏切られれば、精神医学バッシングが始まります。精神医学バッシングと名医探しとは、同じ心理の裏と表であり、理想化とこき下ろしの反復です。

期待が大きければ理想化して、「名医だ、名医だ」と礼讃する。でも、そんな過大な期待に応えられる精神科医なんかいませんから、早晩、期待は裏切られます。しかし、期待が大きければ大きいほど、裏切られたときの失望も大きい。

こうして、かつて名医を礼讃したその人が、今度は、精神医学バッシング、精神科医バッシングに走り始めます。どちらにしても、この人は、自ら「うつと闘う」という努力はまったくしようとしません。

「うつと闘え！」。そう患者さんに言うとともに、**「メディアよ、名医を探すな！」**、そう報道関係者に言いたいと私は思います。

メディアが、精神科医や抗うつ薬を批判することは大切なことです。しかし、批判するとともに、**精神科医の限界、抗うつ薬の限界**をも、冷めた目で認識しなければなりません。メディアの言う通り、精神科医は批判に値し、抗うつ薬も批判に値します。となれば、この期に及んでいつまでも精神科医や抗うつ薬に期待をかけるのではなく、むしろ、**精神科医に頼らない方法、精神医学に頼らない方法**をこそ追求すべきではないでしょうか。

なぜ、今さら、名医探しをする必要性があるのでしょうか。メディアがすべきことは、名医探しではありません。一般の市民に、「精神科医に頼らないで、正攻法でうつと闘え！」と促すこと。つまりは**「こころの健康リテラシー」**を高めること、**「メンタルヘル**

ス・リテラシー」を高めることです。
「精神科医に名医はいない」、この事実を正確に伝えていただきたいと思います。

"身たくすほどの名医はありや"

〈マッチ擦るつかの間海に霧ふかし　身捨つるほどの祖国はありや〉

かつて、寺山修司はそう歌いました（『空には本』、1958年）。時は高度成長時代、安保闘争前夜であり、個人と国家の関係、個人と社会の関係が厳しく問われた時代でもありました。

この歌は、時代を超えた生命をもっているため、時代や状況によって、いかようにも読み替えが可能です。本書の読者なら、**「身たくすほどの名医はありや」**と問い直すといいでしょう。

もちろん「身たくすほどの名医」はいません。そもそも「うつ」の治療は闘いです。闘うのは患者さん自身です。精神科医があなたのかわりに闘ってくれるわけではありません。

名医にたくしても無駄です。

どうかお忘れにならないよう、お願いしたいことがあります。それは、**「患者を治せる精神科医はいない」**という事実です。

『甘えの構造』を記した**土居健郎**東大名誉教授、統合失調症の権威・**中井久夫**神戸大学名誉教授、外来精神療法のすぐれた指導者の**笠原嘉**名古屋大学名誉教授など、日本にはこれまで多くのすぐれた精神科医が出ましたし、依然、活躍中の人もいます。

あえて言わせていただくと、この先生たちすらも、自分の力で患者さんを治しているわけではありません。私は、この先生たちが、いかにすぐれた精神科医で、いかにすぐれた臨床を行っていたかを知っています。だからこそ、「この人たちですらひとりも治していない」、そう申し上げているのです。

私は、こう述べることが大先輩に対して、まったく失礼にならないことを知っています。すぐれた精神科医は、自らの力量に頼って強引に治そうとするのではありません。むしろ、**患者さんのなかにある〝治ろうとする力〟〝治ろうとする意欲〟を引き出している**

だけなのです。けっして、自ら「俺が治す」と意気込んで、患者さんのこころのなかに乗りこんでくるものではありません。

では、精神科医は何をするのか。それは、患者さんと話し合って、「できることから始めましょう」と提案することだけなのです。

問題は錯綜しています。患者さんも混乱しています。でも、順を追って解きほぐせるところから手をつけていきましょう。寝不足の人には十分眠っていただく。酒を飲みすぎている人には、減らしていただく。不活発な生活に陥っている人には、意識して歩いていただく。

最初の数日、数週間は、ただ生活習慣の是正を行うだけです。それだけで身体の状態がよくなって、脳はクリアになります。そうなったところで「うつ」をもたらした事情をひとつずつ解決していけばいいのです。

患者さんのなかには、素晴らしい精神科医に巡り合えて、自分の悩みも苦しみもすべて解消してくれるかのような期待をしている人がいます。しかし、医者に期待しても仕方が

ありません。**何よりもあなた自身の可能性にかけるべき**なのです。

「身捨つるほどの祖国はありや」と、寺山がそう歌った当時、国とは「身捨つる」べき対象と思われていました。しかし、国とは「身捨つる」べき対象でないだけでなく、すべてをたくす存在でもありません。

同じことは精神医学にもいえます。精神医学は、「身捨つる」ほどに奉ずるべきではないのです。そもそも、すべてを任せるほどに期待をかけていいものでもありません。それほど頼れる存在ではないのです。

忘れてはいけないことがあります。それは、**「治療の主役はあなた自身」**ということです。あなたの治療をあなたにかわって担ってさしあげることは、他のだれにもできません。

患者よ「うつ」と闘え。

闘うのは、あなた自身なのです。

第6章
精神科医よ、薬に頼るな！

最後の章では、私自身のこれまでの精神科医としての歩みを振り返りつつ、私がどうして本書で記したような「薬に頼らない精神科治療」のことを考えるに至ったかを述べてみたいと思います。

なぜ精神科医になったのか？

精神科医は誰しも「なぜ精神科医になったのか？」と問われます。もちろん、内科医だって「なぜ内科医になったのか？」と問われるだろうし、外科医も「なぜ外科医になったのか？」と問われ、小児科医も「なぜ小児科医になったのか？」と問われると思います。

ただ、内科医や外科医や小児科医の場合と違って、精神科医の場合は、単純に「なぜか」と聞かれているわけではなさそうです。むしろ、好奇心と非難と軽蔑と敬意の入り混じった複雑な感情をこめて、**「なんでわざわざ精神科医なんかになったのか？（ヘンナ奴ダナ、オマエハ）」**と聞かれているわけです。

私は、ほかにやることがなくて消去法で選んだというより、むしろ、この仕事に**大きな夢と希望**を抱いて、あえて精神科医という職業を選びました。

今から思えば、それは**若者のロマンチシズムに基づく誤解**だったようにも思います。でも、少々の勘違いはあったにしても、この仕事は当初抱いていた以上に、夢も希望もあって、ロマンにも満ち溢れていて、やりがいのある仕事だと思っています。

早くに親元を離れたことは、この仕事を選ぶうえでのきっかけになりました。高校は久留米大学附設に進み、寮にはいりました。孫正義と堀江貴文が出た高校です。私は、孫さんの5年後輩で、堀江さんの10年先輩に当たります。

親元を離れてみて初めて、驚愕の事実に気づきました。**「これからは自分で人生を築いていかないといけない」**ということです。

「いずれ何かの職について、自力で収入を得ないと生きていけない」、この差し迫った事実に突如として直面させられる羽目になりました。でも、15歳の少年には世の中にどんな仕事が存在しているのかわかりません。

父が商社マンだったので、「商社はどうか？」と聞いてみました。ただちに「やめろ！」と言われました。1970年代のことですので、その当時はオイルショック後の物価高騰をめぐって商社批判が相次いだ時代でした。私は「貿易立国日本の主役は商社だ」と思っていましたが、父は、社会のなかでの商社の評価を悲観していたのかもしれません。

高校は進学校で、周囲は秀才ばかり。でも、勉強ができるということと、将来をまじめに考えるということとは別問題で、皆、世間知らずで、将来については呑気に構えていました。

高校球児が甲子園を目指すように、天真爛漫に東大なんぞを目指していて、それがだめなら九大にしておいて、学部はそのときの成績で決めればいいと思っているようでした。しかし、私は**偏差値だけで大学を決め、学部を選ぶのは危険だ**と思いました。そこに自分に向いた道がある保証はありません。それでまずは、職業についてサーベイしようと思い立ちました。

といっても、世の中にどんな職業があるのかわかりません。当時は、インターネットな

んて便利なものはありません。ただ、私の高校は図書室が充実していました。

私は文学少年ではありませんでしたが、本を読むことは嫌いではなく、小説を読まないかわりに、専門家が専門的な内容を一般向けに書いた新書が好きでした。それで、最初の夏休みに帰省する日を遅らせて、岩波新書、中公新書の棚を端から読んでいくことにしました。内容を理解しようとは思いませんでした。世の中にどんな職業があるのかを知りたかったのです。

書棚の本を一通りめくってみて、文学、哲学、歴史、心理学、社会学、経済学などいろいろな学問が世の中にはあって、それぞれに学者という存在がいて、熱心に勉強しているらしいということはわかりました。

ただ、それら学問というものが、いかにも生活感がなく、生身の自分の問題と関係しているようには思えませんでした。それに、率直にいって「本当にこれで飯が食えるのか」という疑問も感じました。

島崎敏樹著『生きるとは何か』との出会い

そのときに出会った一冊の本が**島崎敏樹著『生きるとは何か』**です。正確には、島崎敏樹と再会したというべきかもしれません。

実は、精神科医島崎敏樹の名は、以前から知っていました。明治書院の教科書『現代国語I』に文章が載っていたのです。島崎敏樹は、島崎藤村の長兄の孫。島崎家のDNAというわけでもないでしょうが、精神科医である以上に名文家としても知られていて、今日でもなお大学入試の頻出作家のひとりです。

『生きるとは何か』は、**「人間とは何か」という根本問題を精神科医の立場から考えようとした著作**です。

「人間とは何か」というとひどく崇高で抽象的な問いのようにも思われますが、このビッグ・クエスチョンを著者は、自身の臨床の具体例を通して考えようとしていました。

著者は、人間に関するあらゆる学問は、最終的には「人間とは何か」という根本問題に帰着するといいます。しかし、その大きな主張を、けっして高踏的ではなく、地に足の着いた思考を通して、語ろうとしていました。

この明快にして力強い論述、しかもそれが内容とは不釣り合いなほどに静かで落ち着いた文体でつづられている。私は、この書に大きな衝撃を受けました。人生最大の問題を、日々の仕事を通して考えることができるなんて、なんと素晴らしい職業なのだろうと思いました。

「精神科医になって、島崎敏樹のように、『人間とは何か』、『人生とは何か』、『生きるとは何か』を考える。それが俺の人生だ」、そう決意しました。

今から思えば、気宇壮大な野心でした。根拠なき自信に満ちあふれた、あの**青春時代の勘違い**から始まった人生でした。ともあれ、さすがに人にはしゃべりませんでした。高校時代も、そして、大学の6年間もぎりぎりまで精神科志望ということは隠していました。「人間とは何か」などと、そんなことを口走ろうものなら、「おまえ、どうかしているんじゃねえか」と言われて、それこそ精神科に連れて行かれるかもしれないぐらいのことはわかっていたのです。

杜の都仙台へ

鎌倉で生まれて、東京、千葉、北九州、久留米と何度も転居を繰り返していたので、私なりに**「人生は旅である」**という実感はありました。高校時代、砂をかむように味気ない受験戦争に終始していたので、未知の土地への憧憬は実に強いものがありました。
「もう、ここにはいたくない。新しい土地に身を置き、新しい空気、新しい出会い、新しい経験を探したい」、そう思って、北海道、金沢、信州、東北といった北の町に惹かれました。

なかでも**「杜の都」仙台**の名は、当時爆発的にヒットした「青葉城恋唄」（さとう宗幸）によって、大いに興味がひかれるものがありました。ちょうど成績からいっても受かりそうだったので、東北大学を受けて、入りました。

仙台は、素晴らしい町でした。それまで住んでいた工業都市とは、都市としての風格がまるで別次元でした。

仙台は、太平洋戦争後に計画都市としての長期的なビジョンをもって復興されていきました。**青葉通、定禅寺通のケヤキ並木、広瀬通の銀杏並木、**さらには都心から隣りあわせでありながら、豊かな自然が手つかずのまま残された**青葉山、**北を見れば**大崎八幡宮から子平町、北山五山と続く緑豊かな寺町**の風格、そして市街地を斜めに横切り、渓谷美を形作る**広瀬川。**仙台へ行ってはじめて、私は都市の景観が美的な価値を持つということを知りました。

精神科医の闇

しかし、東北大学にはいってみて、精神科医という職業の闇も知るところとなりました。

当時、東北大学に入学する医学生のかなり多くが、若者に絶大な人気を誇った**北杜夫の**

『**どくとるマンボウ青春記**』を読んでいました。北杜夫も精神科医でしたから、医学部1年生のときは、実に4、5人に1人が精神科志望だとの説すらありました。

ところが、それが、専門課程に上がるときには10分の1になり、卒業のときには20分の1に減る。なぜ、こんなにも急に減るのか。そこには、精神科医という職業の暗い影がありました。

今は、当時とは違うはずです。だから、もう時効だから言っていいと思いますが、あの時代の仙台の精神科医たちは実に暗かった。恐ろしいほどに沈んでいました。

実習が始まって、大学病院の精神科を訪れてみました。そこでは、病棟は明るく、看護師たちは活気があったのに、医師たちは驚くべき暗い空気を醸し出していました。**倦怠感、無気力、無関心、自嘲気味の笑い、伏し目がちの視線**……。

当然ながら、今でいう松岡修造や林修のような熱い人はいませんでした。医局の精神科医たちには、島崎敏樹のようなロマンチシズムもなければ、北杜夫のようなユーモアもなく、とにかく暗く、打ちひしがれている感じの人が多かった。

若造の青臭い発言をあざ笑う人もいました。私が『**精神病理学総論**』**のヤスパース**のことに言及したら、「お前にわかるわけないだろう。フッサールも知らないでヤスパースが理解できるわけない」と居丈高に言った人もいました。

当時の私は無知でしたが、まったく「目が節穴」というわけではありません。「この先生は格好いいか否か」ぐらいの判断はつきます。この怖い先生を見て、「本当に自信のある人間の言葉ではない」くらいのことはわかりました。

ともかく、精神科の医局の独特の暗さは、衝撃的でした。**精神科医という職業集団は、ある種の悪循環が生じると、組織全体が暗い空気に冒されて、全員がおしなべて沈鬱になる危険がある**ということを、私に教えてくれました。

私は、その後精神科医になって数々の病院に勤めましたが、そのなかでもときおり仙台の精神科医たちのような、重苦しい人たちを見ました。なぜ、精神科医という職業集団は、ひとつ間違えば、この世で最も沈鬱な人種となりえるのか。私には今はその原因について多少の考えもあります。

しかし、当時の学生の私にはよくわかりませんでした。わかったことは、「精神科医というものは、ひとつ間違えばこの世で最も暗い職業になりえる。島崎敏樹や北杜夫のような人ばかりではない」ということでした。

私は、「『人間とは何か』を研究するために精神科医になる」のが目標でした。だから、こんな暗い空気に染まるわけにはいきません。「この町に長居してはいけない」、そう思いました。北山丘陵の緑、晩翠通の銀杏並木、広瀬川の流れ、台原の森……、数々の思い出のつまった杜の都を、私はやむなく去ることとしたのです。

島崎敏樹の直弟子に弟子入りする

こよなく愛した仙台を、それでも去る決心がついたのは、学生時代に島崎敏樹の流れを汲む学派の存在を知ったからです。

島崎敏樹は、私が大学にはいったころにはもう亡くなっていましたが、彼が東京医科歯科大学教授時代に指導した宮本忠雄という人が、栃木の自治医大に移って、新しい精神医学の流れを創ろうとしていました。

当時、読書好きの学生にとって、精神医学者といえば、精神病理学の宮本忠雄と精神分析の小此木啓吾が双璧でした。私も書店で**宮本忠雄著『精神分裂病の世界』**というものを買って、読んでいました。

それで、宮本先生をお訪ねしに栃木に行きました。行ったら、いきなり本で見たその人が現れました。「何をしたいのか？」と聞かれましたので、「私が勉強したいと思っていることは精神病理学の名で呼ばれているらしいので……」と切り出しました。「何ですか、それは？」と聞くので、「先生の『精神分裂病の世界』の「分裂病の心理と論理」の章に書かれているようなことが、精神病理学というものではないかと思いました」と申しました。宮本先生は丁寧にお話ししてくださいました。

さまざまな偶然がありましたが、こうして宮本先生の下で修行が始まることになったのです。宮本先生は島崎先生の一番弟子ですから、これほどのご縁はありません。

そして、結果として、**宮本先生に精神科医としての最初の指導を受けたことが、「薬に**

頼らない治療」を行う大きなきっかけとなりました。

預言者としての宮本忠雄

私が宮本先生に指導を受けたのは、まだ年号が「昭和」だった時代です。第1章で述べたように、あの時代には仮名の「うつ病」はまだなくて、漢字の「鬱病」が全盛でした。当時は電子カルテではなく、紙カルテの時代でした。精神科医としてのスタートを切ってすぐ、「鬱」の字を手で書いて覚えました。私は、この画数の多い漢字が書ける、おそらく最後の世代の精神科医ではないかと思います。

当時は、その後、日本に仮名の「うつ病」ブームがやってきて、抗うつ薬が効かなくて、結果として臨床の場は混乱し、患者さんも路頭に迷うなど、誰も予想していませんでした。

ところが、驚くべきことに、宮本先生は将来訪れるはずの「うつ病臨床の混乱」を預言していました。

以下は、**『現代思想』**誌の１９８４年12月号「特集＝精神医学の23人」における、**哲学者の中村雄二郎、精神分析の小此木啓吾との対談**の際の発言です。一般思想誌における対談という性格上、宮本先生はいつにもまして大胆に語っています。

（中村の鬱病に対する薬物療法についての意見に答えて）「でも、鬱病は放っておいても百パーセント治る病気ですから。（中略）そういう性質のものです。**下手に手出しするから治りにくくなっちゃう**んで、われわれは患者さんに対してはそういうふうに言ってます。『あなたは必ず治ります。ただし少し辛抱しなさい』と。」

「百パーセント治る」は言いすぎの気もしますが、一方で宮本先生は、的確にも精神科医が薬物療法に「下手に手出し」しすぎて、結果としてうつ病を「治りにくく」してしまう時代が来ると述べているのです。四半世紀も前に今日の状況を予言しており、その慧眼には驚かされます。

「たとえば鬱病の軽いケースでも、抗鬱剤をやればすぐ治るかというと、必ずしもそうではない。（中略）その人の生活史、家庭像、社会像、人生観などと複雑に絡み合っていて、とても一筋縄ではいかなくなっている。ですから、それを薬だけで治そうというのは無理なので、こちらも複合的な、インターディシプリナリーな治療理論をわきまえていないと簡単にはいかない。**症状としては軽くなってきたけれども、治療的には非常に難しい時代をわれわれはこれから迎える**のではないかという気がします。」

宮本先生は、薬物療法の考え方を精神病圏の病態とうつ病とでは、截然と区別していました。うつに薬を使うことについては、つねに抑制的であり、その分、人間としての患者さんが生きる世界や具体的な生活に注意を払うことを重視していました。患者さんの背景を考慮することなく、目をつぶって薬を出すようなやり方には、非常に批判的でした。

私は、精神科医としての幼年時代に、子守唄のように宮本先生のこのような意見を聞いて育ちました。自然と私も、「まずは人間としての患者さんと接する」という姿勢が身につきました。**「うつ病とくれば薬」という発想は、私の意識には初めからなかった**わけです。

宮本先生は、私が研修医生活を始めて、3、4年もすると健康を害されてしまいました。結果として、私たちの世代は宮本先生の直接の薫陶を受けた最後の世代となりました。留学前に病室で『精神分裂病の世界』にサインを書いていただきました。先生と言葉を交わしたのは、これが最後となりました。

タテ社会をヨコに歩く

私は、宮本先生の下で幸せな研修生活を送りましたが、同時に医局という組織の閉鎖性にも気づきました。「ひとつの医局にだけ所属していたのでは、精神科医としての広がりは得られない」、そう確信しました。

きっかけを与えてくれたのは、**中井久夫**先生の存在です。私は中井先生とは直接の面識はありませんが、しかし、その当時から精神医学界のスターでした。

中井先生は、博識もさることながら、考え方が実に柔軟で、視野も驚くほど広いものがあります。このような中井先生の思考の柔軟さを培ったのは、何といっても先生が**「タテ社会をヨコに歩く」**ことをしたからです。

中井先生は、若かりし頃から、「日本の医学界が、十カ内外の大学＝病院複合体に系列化されている、ということは、医師の一生からみれば、ある医学部（医大）に入学することは、ほとんど終生をその系列に託するということになる」（中井久夫著『**日本の医者**』）点について、批判的でした。このような膠着した人事システムこそ、医学界の封建制を象徴していると考えておられました。

そして、先生は、その後の人生の歩みを通して、この膠着性に対して抵抗し続けました。あえて揺籃の地を離れて、都下青木病院から東大分院、名古屋市立大学から神戸大学と拠点を移し、身をもって複数の系列をヨコに歩いてみせたのです。

私も、「タテ社会をヨコに歩く」と決めました。それで、自治医大の医局に籍を置いている頃から、すでに周辺のあちこちの病院に出入りするようになりました。

そのなかでも、印象的だったのが**小山富士見台病院の新井進院長**です。先生は**永山則夫の精神鑑定チームの一員として脳波を担当した**方で、司法精神医学のエキスパートでした。当直に行った夜に、遅くまで精神鑑定の個人授業を受けました。

その後、私は、精神鑑定の業界でも数々の仕事をする機会に恵まれましたが、富士見台病院の狭くて、汚くて、煙草臭い医局が、私の司法精神医学の原点となりました。

ケンブリッジの留学を終えた後は、縁あって岩手県花巻市の病院に職を得ました。そして、その後は、順天堂越谷病院、本郷の順天堂医院、獨協医科大学越谷病院と拠点を移しました。いい出会いがあり、幸運もあって、私もタテ社会をヨコに歩くことができました。おかげで、精神科医としての視野は広がりました。

２０００年代、日本はＳＳＲＩブームの真っただ中にありましたが、私がこの日本中の精神科医たちを席巻した熱病に、ほとんど影響を受けなかったのは、ひとえに精神科医としての視点を相対化することができたからです。

英国留学中に、すでに現地の医師たちの抗うつ薬懐疑論に触れていました。そのうえ、タテ社会をヨコに歩いてきたせいもあって、「ここの病院の常識は、よそでは非常識ということもありえる」、「この大学の価値観は、他の大学から見れば受け入れがたいこともありえる」ということはわかっていました。だから、「今、この場ではやっている熱病も、時が過ぎ、人の流れが変われば、一瞬にして忘れ去られるだろう」と考えることができたのです。

都市型臨床の原点は順天堂時代

順天堂医院の精神科（メンタルクリニック）の外来医長を務めた経験は、決定的でした。私自身の「都市型うつ」についての考え方も、都市型の精神科臨床のあり方についても、その基本的な骨格は順天堂時代に確立することができました。

順天堂は、大学の起源は天保9（1838）年に初代堂主佐藤泰然が両国薬研堀に開いた「和田塾」にあるとされ、順天堂医院の起源は明治6（1873）年、2代目堂主佐藤尚中が下谷練塀町で開院した医院にあるとされています。西洋医学の医療機関としては日本最古の存在です。

医院が現在の御茶ノ水の地に移転したのは、明治8（1875）年。それ以来、現在では小規模の診療所の名称として使用されることの多い「医院」の呼称を、あえて使い続けて「順天堂医院」と呼んでいます。その実態は、1020床の入院病床を有し、1日平均3900人の外来患者が訪れる、日本を代表する名門病院です。

これだけの名門だと、そこを訪れる患者さんのお求めもまことに高いものがあります。百貨店は日本橋三越、ホテルは帝国ホテル、病院なら順天堂という選択をなさる方々です。当然、三越や帝国ホテル並みの「一流のもの」をお求めです。医者に対しても結果を求めてこられます。

患者さんのこのブランド志向は、私にとってはプレッシャーでした。ブランド・イメージにふさわしい診療を行い、何よりも結果を出さないとご満足はいただけない。

しかし、現実には、**患者さんがアカデミック・バリューに求めるイメージと、大学精神**

医学のコンフォーミティとの間には、巨大なギャップがありました。

そもそも、精神医学の王道がどうしてこうも薬物療法中心なのかといえば、精神医学自体が薬物療法に意味があるカテゴリーを中心に発展してきたという経緯があります。

精神医学は伝統的には統合失調症、躁うつ病（双極性障害I型）などの内因性精神病と、脳に明らかな病変のある器質性精神病や、身体疾患に随伴する症状精神病、さらには脳の変性である認知症などが管轄でした。

これらは、メディカルな思考が有効な疾患ばかりです。だから、症状を列挙し、診断を検討し、その診断に合わせて治療方針を決定するといった医学のオーソドックスな方法で対応することが可能でした。

ところが、順天堂医院にお越しの方は、そのほとんどが統合失調症でもなければ、器質性・症状性精神病でもなく、一昔前なら精神科を訪れることなどなかったはずの人ばかりです。

国際的な診断分類に依拠してみれば、一応は、「大うつ病」とか「気分変調症」とか「適応障害」などに該当しますが、診断名を付与することは実務上ほとんど意味がなく、治療で結果を出さなければ患者さんのご満足はいただけません。患者さんとしては**「診断はわかったから、それからどう治療してくれるのか」**だけが関心事です。

しかも、患者さんは事前にインターネットで、精神科についても、病院についても、医師についても調べておられます。患者さんのなかには、インターネット経由の情報を事前に仕入れてきて、その知識を披露しながら、医師の反応を見ている人もいます。その目的ははっきりしています。医師の力量を見ているのです。こうして、毎日の外来診療は、口頭試問を受ける医学生のような日々となりました。

生活習慣病としてのうつ・不眠

「日本一の名門病院だから、日本一の治療を受けられて当然」、そう患者さんはお考えになる。しかし、そこに勤める私は平凡な一医師にすぎません。

ではどうするか。結果を出すしかありません。背に腹は代えられません。**結果の出る方法に専念して、頼りにならない方法は捨てる**ことにしました。

「精神医学の診断基準に則って診断し、ガイドライン通りの薬物療法を行いましたが、結果は出せませんでした。申し訳ありません」、そんな言い訳はここでは通用しません。

診断基準だろうが、ガイドラインだろうが、権威の意見だろうが、結果が出せないのなら、何の価値もありません。

こういうプレッシャーのなかで仕事をしていると、徹底的に無駄は省くことになります。抗うつ薬、とりわけ、ＳＳＲＩなどの新規抗うつ薬は、頼りにならない薬剤の最たるものなので、さっさと減らして、中止していきました。抗不安薬も依存をつくるけれど、そもそも本質的に治している薬ではないので、これも減らしていきました。

それから、患者さんは医師に対して、「大学病院のお医者様」として無条件の尊敬を抱いているわけではありません。むしろ、名門病院にお越しいただいて、治療費を払っていただいているのだから、当然の対価として結果をお求めになります。

こうなると、こちらとしても従来の「施すものとしての医療」から、患者さんとの対等な関係を前提とした**「パートナーシップとしての医療」**という考え方に変えなければなりません。

医師と患者さんとが対等ということはどういうことか。それは、医師も患者さんも対等に発言する権利を持ち、その分、対等に責任を持つということになります。

従来の精神科医療の関係は、医師が心病む気の毒な人をいたわりつつ、治療にあたるというところがありました。慈愛にあふれているように思えますが、しかし、この関係で前提とされていたのは、あくまでパターナリスティック（家父長的）な上下関係です。

そうではなくて、もう少し対等な関係、たとえば、**企業経営者とマネジメント・コンサルタントのような関係**をモデルとして考えることにしました。順天堂はスポーツの名門でもありますから、スポーツにたとえれば、**選手とコーチとの関係**です。

治療に関しては、精神病の治療をモデルとはせず、むしろ、**糖尿病などの生活習慣病**をモデルにしました。そこでは、薬剤の選択以前に、運動や食事などの生活習慣をめぐる療養指導が優先されます。同じく、うつ・不安などのメンタル疾患に関しても、睡眠、運動、節酒・断酒等を主とした、療養指導を中心にすればいいのです。

具体的な内容は、本書に記した通りです。数値目標は、1日7時間の睡眠、1日7000歩前後の歩行、週に7合以下の飲酒（薬物療法中は断酒）程度です。それを、個々の患者さんの生活実態に即して、アレンジしていけばいいのです。


実際、お越しになる患者さんのなかには、ビジネス・パーソンが多数おられました。コンサルタントをモデルとした説明は、有効でした。

コンサルタントは企業の経営指標を分析して、経営改善のための提言を行います。しかし、それを実行するのは企業です。同じことは精神科外来にもいえます。医師は、患者さんの生活習慣の実態をコンサルタントの視点をもって検討し、改善の余地のある問題を拾い上げ、改善策を提言します。でも、提案を実行するのは、あくまで、患者さん本人です。

企業がコンサルタントの提案を受け入れて経営改善の努力をし、業績をV字回復に乗せたとき、それは企業の功績です。コンサルタントの功績ではありません。同じく、患者さんが療養指導に応えて生活を変え、はつらつとした日常を取り戻したとき、それは患者さんの達成です。医師は提案したにすぎません。

こうして、都市型臨床の基本的な方法は確立しました。患者さん中心のこころの健康づくりというものがどういうものなのか、経験を通して学んでいきました。

思えば、そこは御茶ノ水の地。すぐ隣には東京医科歯科大学附属病院があります。かつて、そこは島崎敏樹が診療を行った地であり、『生きるとは何か』の構想を練った場所でした。私は、ここで改めて島崎の『生きるとは何か』を読み直し、それを都市型臨床のテキストとしてとらえ返すことができました。

獨協医科大学越谷病院に移る

埼玉の自宅から御茶ノ水への往復2時間半の通勤は、睡眠時間を奪います。そんなときに、自宅に近い獨協越谷への異動の話がありました。

自分にとっても勉強になり、患者さんにも喜んでいただき、充実した日々を過ごさせていただいた御茶ノ水時代でしたが、私自身が疲弊気味で、人に説いていることを自分が実行できていない状態でした。だから、自分の心身の健康にとっても、この転勤は幸運でした。

転勤先は、常勤精神科医がいつかない病院でした。**723床の大きな総合病院で精神科医は私1人**。その状況で、外来のみならず、病棟でせん妄・うつ・不安等の精神科ニーズが発生すれば、全例、私のところに診察依頼が舞い込みます。

三次救急病院ですので、自殺・自傷等のケースも、全例私が診なければなりません。新患はいくらでも来ます。私は、**常勤医1人の時代に年間660人の初診患者を診た**こともありました。

この条件は過酷なように見えますが、私はこれを逆手にとって、自分の考える「薬に頼らない治療」を実践する機会に変えました。

まず、診療科名を「精神科」から**「こころの診療科」**に変えました。従来、「精神病患者様御用達」といったイメージのあった「精神科」という呼称を、「こころの診療科」に変更し、**うつ・不安・不眠を主とした都市型のニーズに応える**ようにしました。

次いで、ホームページを作って、「薬に頼らない」方針を内外に訴えました。特色として「薬は使わないわけではありませんが、必要な範囲にとどめています。（中略）薬物療法よりも睡眠や生活リズムをめぐる療養指導に力を入れています。『無理なく、無駄なく、穏やかに』、ヘルシーな生活を送ることではつらつとした日々を取り戻しましょう」と、患者さんにもご理解を求めることにしました。

診療内容に関しては、以下のように特徴を強く打ち出しました。


当科は、**本邦の大学病院で唯一の「薬に頼らない精神科」**です。患者さまは精神科に、薬物療法だけを求めているわけではないはずです。本邦精神医学の薬物療法偏重（いわゆる「薬漬け」）の現状に抗して、私どもは一石を投じるべく療養指導・精神療法中心の治療をめざしています。過量処方に疑問をお感じの患者さま、強力な薬物療法を希望しない患者さまは、どうぞ当科へおこしください。

この方針はすぐに話題となって、新聞や、雑誌が次々にお越しになることになりました。

「薬に頼らない治療」で院内の支持を得る

その際、記者の方々がしばしばお尋ねになった質問があります。**『薬に頼らない治療』などという主張をしていると、大学病院のなかでつまはじきにされないか」**というものです。

とんでもない。つまはじきどころか、その正反対です。当院で、私は当初はひとりしかいない精神科医でした。だから、私が「向精神薬は最小限に絞ります」と言ったとき、反対する人はいませんでした。

それどころか、「その通りだ。そもそも、これまで精神科の医者たちは薬を使いすぎだ。お前の言うとおりだ。お前の考え通りやれ」、そんな声ばかりでした。

メディアというものは、「権力に孤独な戦いを挑む勇者」のようなイメージが大好きです。『患者よ、がんと闘うな』の近藤誠先生のように、医学界の常識を批判し、タブーに切り込む勇者。そんな期待をもって、私のところに取材におみえになる。そして、私が、「孤独な戦いどころか、来る日も来る日も、拍手喝さいのなかで仕事をしてますよ」と申し上げると、大いに失望して、「それでは記事になりませんね」と言ってお帰りになります。

メディアの方々におかれましては、是非ご理解いただきたい点があります。それは、**精神科の薬漬け問題に、誰よりも頭を悩ませているのは、他の診療科の医師たち**だということです。

そのなかでも、**救急医は精神科の薬漬け問題に困り果てています**。三次救急病院では来る日も来る日も、自殺未遂患者が運び込まれます。その多くが、精神科で処方された向精神薬を大量に服薬しています。そして、救急医が救命して、無事に退院させる。ところが、しばらくすると同じ患者が、同じ方法で自殺を図って、同じ救急病院に運び込まれてきます。救急医としては、**「俺たちがいくら救命しても、精神科医のやつらがまた薬を出すか**

ら、これでは同じことの繰り返しだ」、そう思っています。

救急科だけではありません。他の科の医師も、薬の飲み合わせに問題はないか確かめるために「お薬手帳」を見ます。その際に、精神科のクリニックから出されている多量の薬剤を見て、困惑しています。

そんなときに、私がこの病院に唯一の精神科医として着任し、「薬に頼らない方針でいきます」と宣言したのですから、他科のドクターたちは驚きです。「こんな精神科医は初めてだ。是非、そうしてくれ」、そう言って、直ちに賛同してくれました。

そもそも、精神科医は医師全体のなかの少数派にすぎません。多数派は、精神科医たちが行っている薬物療法偏重に厳しい目を向けています。医学界を敵に回して孤独な戦いをしているのは、私ではなく、依然として薬物療法偏重をやめない精神科医たちのほうです。こんなことを続けていては、それは敵を作ります。他科の医師たちは、もう困り果てています。

だから、私が「薬は最小限にします」と言ったとき、それを批判する医師などいるわけがないのです。

どうぞ越谷へお越しください

読者の方の中で、精神科医療機関通院中の方、あるいは、通院御希望の方がおられましたら、どうぞ遠慮なく当科にお越しください。

私の勤務地**獨協医科大学越谷病院は、東西に走るJR武蔵野線と南北に走る東武スカイツリーラインがちょうど交差したところ**にあります。このため東西南北からのアクセスがよく、広範囲からさまざまな患者さんがお越しになります。

当科の初診患者さんは、院内他科からの依頼を除き、**原則として全例紹介状持参**でお越しいただいています。精神科通院中だが、通院先のドクターに紹介状を頼みにくい場合は、内科であれ、耳鼻科であれ、歯科であれ、何科でもいいのでかかりつけ医に紹介状を書いていただくようにお勧めしています。

薬に頼らない方針を打ち出している大学病院精神科は、当院以外にありません。したがって、稀少価値ということもあって、受診希望患者さんは増え続けています。

紹介元は、文字通り、北は北海道から南は九州の沖縄に及びます。それどころか、現在、アフリカ某国からお越しの方もいます。この男性は日本人ですが、仕事の関係で日本と某国との往復を続けているので、日本にお越しのときについでに通院していただいているわけです。

今では、当科は若手医師が次々に加入してくれて、皆様のご期待にそえるだけのマンパワーを準備しつつあります。若手医師も皆、当科の特徴である「薬に頼らない」方法を実践しています。彼らは、ついこの間まで研修医だったような若者たちですが、少し教えたら、みるみる上達し、今では、私よりよほど上手になりました。

当科では、毎朝、一同でカンファランスを行っています。その日の受診予定患者さんの病歴を皆でレビューします。1人あたり1分から2分ぐらいのペースですから、とてもスピーディです。

そして、その日の外来面接のシミュレーションを行います。面接で何を話題にし、どう展開させていくか。どのような反応が起こりえるか、そういった複数のシナリオを皆で予想していきます。時には、診察が終わった後に、フィードバックのためのカンファランスを行うこともあります。これを毎日繰り返しているので、若手医師がめきめき腕を上げていくのです。

当科で腕を磨いた若手医師たちを、今では、都心のクリニックや、企業の健康管理センターに送り込むことも始めています。東京には、都市型うつの膨大なニーズがあります。ニーズに応えられる精神科医を育成することが、私に課せられた課題だと思っています。

あとがき

本書は、都市部のホワイトカラーの人々のために、うつにならないメンタル健康法について記したものです。同時に本書は、私自身のためでもあります。私も、こころの健康を考えずしては仕事を続けられない年齢に達してしまいました。

私が精神科医になったのは、昭和の終り頃です。あの頃は、若く、無茶な生活を送っていました。ひと月に十五、六泊当直するような生活を平気で送っていました。本書で繰り返し指摘した短時間睡眠、不安定な睡眠・覚醒リズム、アルコールなどの不摂生は、当時の私にはすべてあてはまりました。若い私は、自分が精神科医として生きていけるのか不安でした。不安が自らをとてつもない激務へと駆り立てていたといえます。

経験を積んだ今は、精神科医としての不安は減りましたが、今度は「無理がきかない」不安のほうが出てきました。当直はすでに後輩たちにまかせました。日々、生活習慣に留意し、本書に記したとおりのこころの健康法を実践して、何とか仕事に穴をあけることなく務め上げています。

私のところには、全国から患者さんがおみえになります。自分の名前で患者さんが来てくださること以上に医師冥利につきることはありません。それは精神科医として最高の栄誉です。私が人生にこれ以上何かを求めようとすれば、もはや「贅沢」というものでしょう。今後も淡々と地域の患者さんのために尽力するだけです。

わが人生は明らかに債務超過です。多くの人にお世話になりましたが、ご恩返しはできていません。もうこれからの人生は自分のものではありません。だからこそ、本書で記した方法を自分でも実践し、健康を維持して、一日でも長く臨床の現場で仕事を続けなければなりません。

よく眠り、よく歩き、よく働く。それがこころの健康法です。それは、読者の皆さんすべてにとって常識でしょうけれど、それこそが実は最も尊いことです。それと比べれば、専門家がこれまで提供してきた「うつの常識」とやらは、怪しげなものでした。読者の皆さんが、うつに関する奇説・怪説に惑わされることなく、健康な常識を働かせてくださることを希望します。そして、活気のある都市の生活をエンジョイしていただきたいと思います。私もまた、本書で皆さまに申し上げたことを自ら実践するつもりです。
末筆ながら、いったんお蔵入りとなっていた原稿を発掘して、最終的に一書に仕上げてくださった藤田浩芳さんに厚く御礼申し上げます。

2016年6月　14万人の行きかう南越谷の雑踏にて

井原　裕

ディスカヴァー携書 170

うつの常識、じつは非常識

発行日　2016年7月15日　第1刷

Author　井原　裕

Book Designer　遠藤陽一 (DESIGN WORKSHOP JIN, Inc.)

Publication　株式会社ディスカヴァー・トゥエンティワン
〒102-0093　東京都千代田区平河町2-16-1 平河町森タワー11F
TEL　03-3237-8321（代表）
FAX　03-3237-8323
http://www.d21.co.jp

Publisher　干場弓子
Editor　藤田浩芳

Marketing Group
Staff　小田孝文　中澤泰宏　吉澤道子　井筒浩　小関勝則　千葉潤子
飯田智樹　佐藤昌幸　谷口奈緒美　山中麻吏　西川なつか　古矢薫
原大士　郭迪　松原史与志　中村郁子　蛯原昇　安永智洋　鍋田匠伴
榊原僚　佐竹祐哉　廣内悠理　伊東佑真　梅本翔太　奥田千晶
田中姫菜　橋本莉奈　川島理　倉田華　牧野類　渡辺基志　庄司知世
谷中卓
Assistant Staff　俵敬子　町田加奈子　丸山香織　小林里美　井澤徳子　藤井多穂子
藤井かおり　葛目美枝子　伊藤香　常徳すみ　イエン・サムハマ
鈴木洋子　松下史　永井明日佳　片桐麻季　板野千広　阿部純子
岩上幸子　山浦和

Operation Group
Staff　松尾幸政　田中亜紀　福永友紀　杉田彰子　安達情未

Productive Group
Staff　千葉正幸　原典宏　林秀樹　三谷祐一　石橋和佳　大山聡子
大竹朝子　堀部直人　井上慎平　林拓馬　塔下太朗　松石悠
木下智尋　鄧佩妍　李瑋玲

Proofreader　文字工房燦光
DTP　アーティザンカンパニー株式会社
Printing　中央精版印刷株式会社

ISBN978-4-7993-1927-7

携書ロゴ：長坂勇司
携書フォーマット：石間　淳

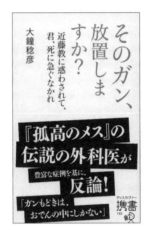

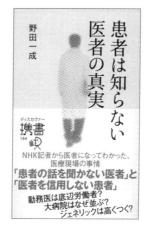

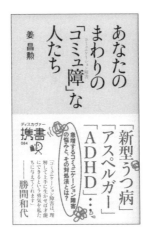

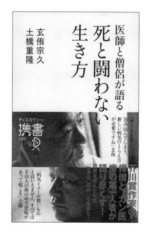